AF461292

ÉTUDE

SUR

LA PARAPLÉGIE

DANS

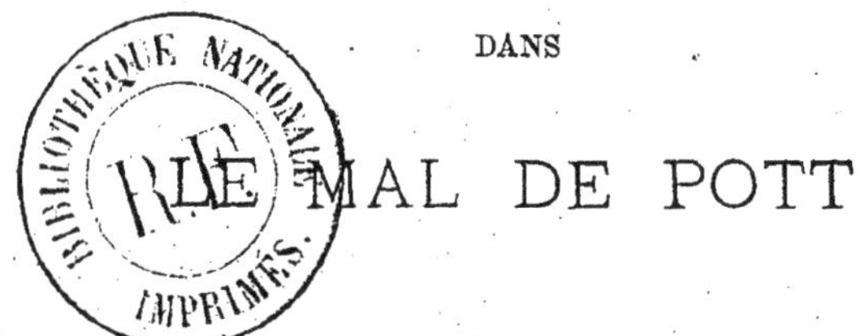

LE MAL DE POTT

PAR

Le Docteur A. COURJON,
De la Faculté de médecine de Paris.

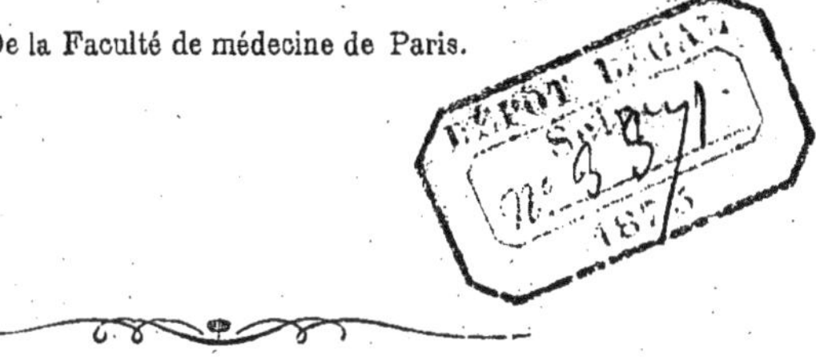

PARIS
ADRIEN DELAHAYE, LIBRAIRE-ÉDITEUR
PLACE DE L'ÉCOLE DE MÉDECINE
1875

ÉTUDE

SUR LA PARAPLÉGIE

DANS LE MAL DE POTT

AVANT-PROPOS.

La paraplégie, dans le mal de Pott, se présente avec des caractères cliniques qui en font un type véritablement distinct des autres paralysies des membres inférieurs. Frappé de cette différence, nous l'avons choisie pour sujet de notre thèse inaugurale.

L'étude de cette affection, au point de vue de la symptomatologie, sera notre but principal. Nous dirons en même temps quelques mots de physiologie; mais nous laisserons complètement de côté l'anatomie et l'histologie pathologiques, car nous ne saurions mieux faire que de renvoyer pour cette question aux savantes leçons de M. le professeur Charcot, ainsi qu'à la thèse si intéressante de M. Michaud.

Avant de commencer ce travail, nous prions M. le professeur Vulpian, de vouloir agréer toute notre reconnaissance pour ses excellents conseils et son bienveillant accueil.

CHAPITRE PREMIER.

HISTORIQUE.

Le mal de Pott est une maladie trop fréquente pour n'avoir pas été observée de tout temps. Cependant, il faut arriver jusqu'à la fin du XVIIIe siècle pour trouver de cette affection une description symptomatique exacte qui la fit entrer immédiatement dans le domaine public. A partir de 1792, époque à laquelle Percival Pott élucida l'histoire de cette maladie et lui donna son nom, on vit se produire de nombreux et sérieux travaux sur cette question. Au commencement du XIXe siècle, Delpech, Sanson, Nélaton, Tavignot, Nichet et plus tard Rippoll et Broca, étudièrent les variétés anatomiques de la lésion vertébrale, en même temps que J. Guérin, Boinet, Gensoul et Bouvier produisaient de louables efforts pour arriver au traitement de la maladie. Et enfin les auteurs ne tardèrent pas à étudier les effets de la lésion vertébrale sur la moelle.

Déjà, en 1826, Louis avait fait paraître un mémoire sur l'état de la moelle dans la carie vertébrale, et avait constaté le ramollissement de la moelle au niveau du point comprimé. Depuis, les lésions médullaires dans le mal de Pott, ont été étudiées nombre de fois par différents observateurs parmi lesquels nous citerons Brodie, Holmes, Marshall-Hall, Ollivier, Rosenthall, Gonzalès Eccheverria, Leudet, Gull, Wagner, Joffroy,

Michaud, et enfin surtout MM. les professeurs Brown-Séquard, Charcot et Vulpian qui, soit dans leurs leçons, soit dans leurs travaux consignés dans les Archives de physiologie, ont donné une impulsion considérable à l'étude des lésions médullaires.

Nous aurons, dans le cours de cette étude, l'occasion de leur faire quelques emprunts, surtout au point de vue de la pathogénie et de la physiologie pathologique, et de montrer combien de phénomènes qui paraissaient de prime abord si bizarres se sont éclaircis à la suite des recherches habiles de nos savants maîtres.

CHAPITRE II.

PATHOGÉNIE ET ÉTIOLOGIE.

En général, on admet sommairement que la paraplégie dans le mal de Pott résulte de la courbure exagérée et souvent anguleuse que présente le canal rachidien, lorsqu'une ou plusieurs vertèbres se sont affaissées sur elles-mêmes.

Mais, ainsi que Boyer et Louis l'avaient constaté, la paraplégie peut disparaître alors que la courbure persiste au même degré. En second lieu, elle se montre sans qu'il y ait la moindre trace de déformation. Enfin, et ceci constitue un troisième argument contre l'opinion courante, on sait, et c'est un point sur lequel Cruveilhier a insisté, que le rachis peut offrir les déformations les plus extraordinaires, sans que la moelle soit intéressée. Il faut donc autre chose que la déviation vertébrale pour produire la paraplégie. Il y a cependant des faits nombreux dans la science, qui prouvent que la compression seule peut amener la paralysie avant que la myélite ait eu le temps de se développer. Boyer faisait dépendre ce symptôme de la flexion brusque éprouvée par la moelle dans le point de la courbure angulaire de l'épine, du tiraillement qui en résulte, etc. Brown-Séquard a montré un cas de paraplégie par compression brusque qui disparut rapidement en vingt-cinq heures, par l'emploi d'un appareil prothétique, c'est-à-dire bien avant que des altérations histologiques aient eu le temps de se développer. Avant lui, Ehrling avait rapporté un cas de compression due à une luxation d'une vertèbre cervicale. La réduction fut opérée, et au bout de huit jours tous les symptômes de paralysie s'étaient dissipés. Dans ces deux cas, la compression s'est manifestée subitement et a disparu de même; la paraplégie a suivi une marche correspondante.

Ce sont là des caractères qui diffèrent notablement de ceux qui doivent nous occuper d'une manière spéciale. Mais, comme ils peuvent compliquer le mal de Pott, nous avons cru nécessaire d'en signaler la cause. Ici, au contraire, la compression agit d'une façon lente et progressive sur les éléments de la moelle qui s'enflamment bientôt. D'ailleurs, les preuves convaincantes tirées d'autopsies faites avec un soin et une exactitude particulière par MM. Charcot et Michaud, ne laissent plus aucun doute sur cette question, et ont vaincu toutes les objections. C'est en vain que M. Brown-Séquard prétend que la flaccidité observée au début de cette paralysie ne peut s'accorder avec une inflammation de la moelle qui tend toujours à s'accompagner de convulsions toniques; les observations microscopiques de M. Michaud montrent les altérations de la myélite dans le mal vertébral, alors que la paraplégie commençant seulement à se manifester présente tous les caractères de la flaccidité. Pour cet auteur, la contracture arrive à une période plus avancée de la maladie, et paraît en rapport avec une sclérose des cordons latéraux. Les observations rapportées par MM. Charcot et Michaud nous apprennent que la myélite est précoce dans son développement, qu'elle peut même précéder toute déformation vertébrale. La compression ne joue ici aucun rôle dans la production de la paraplégie; celle-ci ne peut donc dépendre que de la myélite seule. Quelle est alors la cause de l'altération médullaire? La plupart des auteurs ont signalé dans le mal de Pott, l'épaississement de la dure-mère et la présence de la matière tuberculeuse dans le canal rachidien. Mais c'est à Gonzalès Eccheverria (*thèse de Paris*) que revient l'honneur d'avoir nettement indiqué que la dure-mère épaissie pouvait comprimer la moelle, et par suite amener la paraplégie; et, c'est à MM. Charcot et Michaud que revient le mérite d'avoir décrit avec une clarté parfaite la marche du processus inflammatoire. Pour ces auteurs, en effet, il y a d'abord une pachyméningite externe; la moelle s'enflamme à son tour et l'altération de cet organe et de ses enveloppes marche en quelque sorte parallèlement. On comprend ainsi très-bien l'existence de la paralysie avec des courbures peu prononcées et même en l'absence de toute déformation, témoin le cas cité par Brown-Séquard (1). La colonne vertébrale avait

(1) Courses of lectures on the physiologie and pathology of the central nervous system. Philadelphia, 1860, p. 25.

conservé sa rectitude parfaite et le malade était paraplégique. A l'autopsie, on trouva la moelle comprimée et rétrécie en un point par la dure-mère considérablement épaissie. Nous pouvons encore rapporter 2 cas recueillis par M. le Dr Liouville, dans le service de M. le professeur Béhier. Voici le premier :

Le malade était âgé de 50 ans environ. Avant d'être pris de paraplégie, il avait éprouvé pendant plusieurs mois, dans les parois thoraciques, des douleurs localisées sur le trajet des nerfs intercostaux, ce qui, un instant, avait fait croire qu'il s'agissait là d'une simple névralgie intercostale. Plus tard, en raison de la persistance et du caractère de ses douleurs, on avait émis l'opinion que la névralgie était symptomatique sans pouvoir, toutefois encore, préciser la nature de la maladie primitive. Ensuite, survint la paraplégie qui éclaira définitivement le diagnostic. Le rachis, jusqu'à la terminaison fatale, conserva sa conformation régulière. — A l'autopsie, il n'était nullement déformé, bien que le corps de plusieurs vertèbres fût altéré profondément. Le ligament vertébral antérieur, au niveau de la lésion osseuse, était comme dilacéré, et la matière caséeuse était venue au contact de la dure-mère qui, en conséquence, sur les points correspondants présentait un épaississement considérable (pachyméningite caséeuse externe). C'est évidemment cet épaississement de la dure-mère qui avait déterminé la compression à laquelle avait succédé l'altération de la moelle. Le second cas de M. Liouville est tout à fait analogue; dans notre observation II, nous rapportons aussi l'histoire d'un malade qui a présenté des troubles indiquant une lésion médullaire alors que l'on ne constatait aucune déformation de la colonne. L'autopsie dévoila la lésion vertébrale qui avait passé inaperçue pendant la vie. Si nous réfléchissons, maintenant, que le canal rachidien peut conserver ses dimensions malgré une déformation assez manifeste de la colonne, il sera facile de nous expliquer encore pourquoi la moelle reste saine, et, par conséquent, pourquoi les troubles de la motilité font défaut (V. obs. XI et XII).

En résumé, la paraplégie dans le mal de Pott n'est pas la conséquence directe de la déformation vertébrale, elle dépend des phénomènes consécutifs qui ont lieu dans la dure-mère et la moelle, phénomènes dont l'apparition n'est que probable et jamais certaine, malgré une déviation rachidienne très-accentuée. Ce sont là les causes efficientes de la paraplégie ; quant aux causes prédisposantes, elles ne sont autres que pour le mal de Pott. Ces causes tiennent aux diathèses, et, en première ligne, à la scrofule et à la tuberculose. C'est pourquoi l'on rencontre, le plus souvent, cette maladie chez les enfants et les adolescents. Dans un âge plus avancé, c'est la carie et la polyarthrite qui se montrent de préférence. Pour M. le professeur Broca, ce serait dans la polyarthrite vertébrale que l'on trouverait surtout l'absence de paraplégie. C'est ce que notre savant maître a cherché à nous démontrer dans une leçon intéressante faite sur ce sujet.

CHAPITRE III.

PHYSIOLOGIE PATHOLOGIQUE. — SYMPTOMATOLOGIE.

Nous allons décrire les caractères ordinaires de la paraplégie lorsque la lésion vertébrale siége à son lieu d'élection, c'est-à-dire dans la région dorsale. Puis nous dirons quelques mots, à la fin de ce chapitre, des phénomènes particuliers que l'on observe dans les altérations des autres parties de la moelle.

§ I. — *Période douloureuse.*

La paraplégie se montre rarement dès le début du mal de Pott. Elle est ordinairement précédée par un certain nombre de symptômes douloureux qui sont plutôt sous la dépendance de la compression nerveuse que de l'altération médullaire, et que nous désignerons, pour cette raison, sous la dénomination de symptômes extrinsèques. Ces phénomènes sont immédiats; mais il ne tarde pas à survenir d'autres douleurs qui se manifestent non plus sur le trajet des nerfs comprimés, mais dans toute l'étendue des parties situées au-dessous de la déformation vertébrale : ce sont les sensations périphériques.

1° *Symptômes extrinsèques.* — Les nerfs ont à traverser un certain nombre de canaux entourés de différentes couches de tissus avant d'aller se distribuer dans leur département respectif. Ces canaux sont d'abord formés par les meninges, puis par les trous de conjugaison; et ce sont précisément ces organes qui sont le plus directement atteints lorsque survient une déformation quelconque du rachis. Sous l'influence de la compression, les nerfs irrités s'enflamment et réagissent alors à leur manière en produisant des phénomènes douloureux.

On comprend alors, sans peine, pourquoi ces signes font défaut lorsque la lésion débute d'emblée dans l'épaisseur de la moelle. Aussi, est-ce avec raison que Cruveilhier a pu dire que la douleur vive est un symptôme pathognomonique des lésions extra-spinales. Ces sensations douloureuses suivent le trajet des nerfs qui partent du point malade et occupent principalement les espaces intercostaux. Ce sont là de véritables douleurs pseudo-névralgiques, appelées encore douleurs en ceinture à cause de leur mode d'irradiation. Elles sont quelquefois d'une violence telle que l'on a pu croire paralysés des malades qui restaient dans l'immobilité la plus absolue à cette seule fin de les éviter (*burning pains*). Ces douleurs caractéristiques sont sous la dépendance d'une véritable névrite comparable à tous égards à celle qui naît et progresse sous l'influence d'une lésion traumatique. Elles peuvent encore être continues, et, alors, elles sont souvent insupportables; d'autres fois elles se réveillent à la moindre pression, au moindre choc. Nous rapportons, dans notre Observation XI, l'histoire d'une femme qui, à un moment donné de sa maladie, pouvait encore marcher sur un sol parfaitement uni, à condition qu'elle surveillât attentivement ses pas, car la moindre inégalité de terrain que rencontrait son pied produisait chez elle une secousse telle qu'elle tombait immédiatement en syncope.

Comme dans certaines névrites, ces douleurs peuvent être accompagnées de toute une série de troubles trophiques. Du côté de la peau, on a observé du zona (Wagner), des bulles pemphigoïdes, et, du côté des muscles, les tremblements fibrillaires, la paralysie et la contracture que l'on peut surtout constater lorsque les nerfs des membres sont atteints. C'est, d'ailleurs, ce qui arrive dans toute compression nerveuse. Ainsi, nous avons observé dernièrement, dans le service de M. le professeur Broca, un malade atteint d'une scoliose considérable de la région cervicale, qui avait amené à la longue des troubles dans les fonctions du membre supérieur droit. Nous avons pu facilement constater tous les phénomènes qui se rapportent aux lésions des nerfs, et la moelle est restée saine; du moins elle n'a manifesté aucun symptôme qui pût faire croire à une altération quelconque de ses éléments.

2° *Sensations périphériques.* — Ces phénomènes sont moins fréquents que les précédents, ils apparaissent aussi plus tardivement; ils surviennent tantôt peu de temps avant la paraplégie, tantôt en même temps qu'elle, et, comme celle-ci, ils sont sous la dépendance de l'altération médullaire. En effet, il suffit de nous rappeler que la substance grise de la moelle, sous l'influence de l'inflammation, devient excitable, et, par conséquent, arquiert, comme le dit Brown-Séquard, les mêmes propriétés qu'un nerf de sensibilité et de mouvement. Elle peut donc alors présenter tous les effets de la compression de ces nerfs : de là, ces sensations douloureuses de picotement, de froid intense, de brûlure, d'élancements, etc., qui sont rapportées par le sujet à un point souvent très-éloigné, tel que le pied, la jambe et le genou. C'est ainsi qu'un nerf mixte comprimé en un point donne lieu à des névralgies perçues dans les parties où il se répand. Ne voyons-nous pas aussi chaque jour les amputés rapporter à l'extrémité du membre que l'on vient d'enlever les sensations douloureuses éprouvées au bout de leur moignon. Eh bien! des phénomènes tout à fait analogues se passent pour les sensations périphériques du mal de Pott; elles sont de cause centrale et doivent être attribuées à la lésion de la substance grise de la moëlle. Cette explication est confirmée, d'ailleurs, par l'observation suivante communiquée par M. Vulpian à M. Michaud. Un malade qui avait eu des élancements douloureux dans tout le membre inférieur gauche présenta, à l'autopsie, une altération très-marquée de la substance grise du même côté et à la fin de la région dorsale. La moelle et les racines postérieures étaient intactes dans la région lombaire.

Ces sensations sont donc symptomatiques d'une affection médullaire; c'est ce qui nous explique maintenant pourquoi elles sont moins constantes et plus tardives que les douleurs pseudo-névralgiques. De plus, elles sont symptomatiques d'une altération de la substance grise; de là, leur absence même dans les cas où il est déjà survenu une paraplégie complète. Notre observation IV donne l'histoire d'un jeune homme qui n'a jamais eu ni fourmillements, ni picotements, ni sensations anormales d'aucune sorte pendant toute la durée de la maladie dont il est atteint depuis dix ans.

La paraplégie a été constamment le seul signe de l'altération de la moelle.

§ II. — 2e *période* — *Paraplégie.*

Cette période présente à étudier l'état de la motilité, de l'action réflexe et de la sensibilité.

1° *Motilité.* — Le malade éprouve un sentiment de fatigue, puis un affaiblissement qui se prononce de plus en plus, jusqu'au moment où ses membres finissent par se plier sous le poids de son corps; ils sont bientôt pour le malade de véritables masses inertes sur lesquelles la volonté n'a aucune prise. Quelle que soit l'énergie de l'incitation motrice, elle reste sans effet; mouvements de totalité du membre, mouvements partiels des groupes musculaires, tout fait également défaut. Les membres inférieurs sont accolés sur le plan du lit; ils sont dans l'extension avec une adduction légère qui tend à relever la pointe des pieds, et ils ne subissent d'autres changements de position que ceux qui résultent passivement des mouvements du tronc; si l'on soulève le membre au-dessus du lit et qu'on l'abandonne à lui-même, vainement ordonne-t-on au malade de le retenir dans sa chute, la jambe retombe de tout son poids; veut-on enfin modifier l'extension constante du membre, et le place-t-on, par exemple, dans une position demi-fléchie, en l'appuyant par sa face externe sur le plan du lit, il ne tarde pas à revenir dans sa position première. Cependant, la paraplégie n'existe pas toujours à ce degré; elle peut être incomplète et présenter alors de nombreuses variétés, depuis ces cas où le malade, ne pouvant se tenir debout, imprime toutefois dans son lit des mouvements plus ou moins étendus à ses membres inférieurs, jusqu'à ceux où il marche sans autre appui qu'une canne.

La paraplégie existe souvent plus marquée d'un côté que de l'autre; cette différence tient quelquefois à l'évolution d'un abcès qui ne tarde pas à apparaître au pli de l'aine du côté le plus immobile et le plus douloureux.

En outre, il y a ordinairement, au début, une certaine flaccidité à laquelle succède bientôt une contracture permanente (observ. VII et VIII). Nous avons dit, plus haut, que cette contracture provenait de la sclérose consécutive des cordons latéraux. Si cette dégénérescence secondaire ne se produit pas, la flaccidité persiste pendant toute la durée de la maladie; c'est du moins ce qui semble résulter d'une observation rapportée par M. Michaud (thèse 1871). Notre observ. VIII nous montre encore que la rigidité saisit d'abord les membres dans l'extension; ce n'est qu'à une époque plus avancée de la maladie que l'on voit survenir la flexion permanente. D'autres fois ce sont des accès de spasmes brusques qui se produisent spontanément ou sous l'influence de la plus légère excitation, tandis que le malade est couché tranquillement dans son lit, mais les fléchisseurs ne tardent pas à se relâcher, et les membres à revenir dans l'extension.

La contracture présente différents degrés d'intensité; elle peut être vaincue par le moindre effort, ou résister à toute la force qu'un homme est capable de produire à un moment donné. La rigidité permanente nous offre les caractères suivants : les membres inférieurs sont

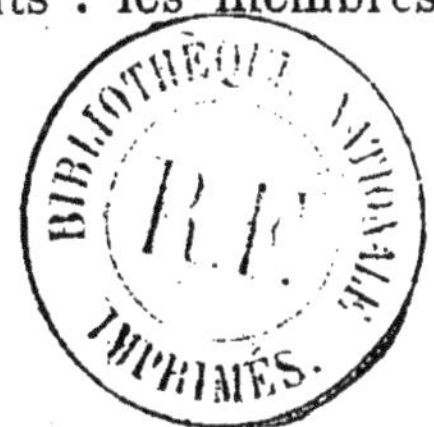

ordinairement dans l'adduction avec flexion des orteils; en outre, le talon est relevé par suite de la tension du tendon d'Achille, qui est fortement contracturé, d'où la forme équine donnée au pied ; en même temps le pied-bot est fortement varus, par suite du renversement en dehors de la face dorsale qui rend la malléole externe très-proéminente, tandis que la face plantaire devenue très-concave regarde en dedans et en haut, effaçant la malléole interne. Il résulte de ces diverses contractures que le pied arrive à constituer une sorte de griffe hideuse. Il est contracté le plus souvent dans le sens de la flexion, lors même que le reste du membre est dans l'extension forcée, et nous avons même remarqué que cette coïncidence était très-fréquente.

2° *Action réflexe.* — A cette phase de la maladie, sous l'action combinée de la suppression de l'influence modératrice du cerveau et probablement aussi par le fait de l'irritation dont la substance grise est le siége, les propriétés réflexes s'exaltent dans le segment inférieur de la moelle. C'est à ce moment que l'on voit les membres paralysés se soulever et entrer en convulsions aux moindres attouchements et même quand le malade urine ou va à la selle. Dans notre observation III, nous rapportons l'histoire d'un paraplégique chez lequel, le chatouillement de la plante des pieds produisait peu de contraction, tandis que le redressement des orteils, ou simplement la station debout produisait un tremblement insupportable et tout à fait analogue à celui de la paralysie agitante. Ce tremblement convulsif est désigné sous le nom d'épilepsie spinale.

Il est facile de comprendre que la raison *sine qua non*

de l'exaltation des mouvements réflexes réside dans l'intégrité du renflement lombaire; aussi l'abolition de ces phénomènes est le plus souvent l'indice d'une désorganisation profonde de cette région.

La contraction des sphincters est encore une conséquence de cette intégrité du segment inférieur de la moelle. En effet, nous savons, d'après la théorie de Budge, fondée sur l'expérimentation, que cette contraction n'est autre qu'un état réflexe permanent, qui atteste l'activité constante de la moelle épinière. De plus, les nerfs qui se rendent aux sphincters uréthraux, descendent par les cordons antérieurs et peuvent alors être atteints de plusieurs manières : ou ils sont altérés par une sclérose étendue, ou bien ils sont profondément désorganisés par un traumatisme violent de la colonne. C'est ce qui nous explique l'incontinence d'urine qui survient dans ces deux cas. La contraction permanente des sphincters donne lieu à la rétention d'urine et quelquefois à l'incontinence par régorgement. La malade, qui fait le sujet de notre observation VIII, a présenté successivement ces deux phénomènes. Elle a été longtemps atteinte d'une rétention d'urine, qui nécessitait l'emploi du cathétérisme; aujourd'hui elle ne s'aperçoit pas qu'elle perd continuellement ses urines. Et cependant la sonde ou la percussion nous indique que sa vessie est distendue. Elle a donc une incontinence par regorgement. L'incontinence par paralysie constante des muscles uréthraux survient lorsque la lésion siége au niveau du renflement lombaire, c'est-à-dire quand l'action réflexe n'existe plus. Alors l'urine s'écoule goutte à goutte, d'une manière incessante et la vessie est complètement vide. Telle est la règle, mais nous n'ignorons pas que les exceptions sont nombreuses.

3° *Sensibilité.* — Cette propriété est ordinairement conservée. Notre observation IV nous donne un exemple remarquable de l'intégrité de la sensibilité pendant toute la durée de la maladie et sous n'importe quel mode elle ait été recherchée, malgré une paraplégie complète. Nous n'avons qu'à nous reporter aux expériences physiologiques de MM. les professeurs Vulpian et Brown-Séquard, pour avoir la clef de ce contraste frappant. En effet, ces éminents observateurs ont d'abord démontré que la transmission des excitations centripètes avait lieu par la substance grise seule, tandis que les excitations centrifuges suivaient les cordons antéro-latéraux. Plus tard, MM. Brown-Séquard, Clark, Lenhossek, Dean, Chauveau et de Besold ont trouvé que la sensibilité se transmettait par la substance grise et d'une manière croisée. Enfin, M. Vulpian (1) a démontré que cet entrecroisement était assez incomplet et que les excitations centripètes pouvaient passer par l'une ou l'autre moitié de la substance grise, presque indifféremment et peut-être par les deux à la fois. Il pense même, et, M. Stilling, ainsi que d'autres physiologistes ont la même opinion, que cette transmission n'a pas de route tracée d'avance et peut s'exercer d'une façon indifférente dans tous les sens par la substance grise, à condition toutefois que la continuité ne soit nulle part entièrement interrompue. Nous allons nous permettre de reproduire ici plusieurs expériences réellement convaincantes. M. Vulpian sectionne, par exemple, la moitié gauche de la moelle au niveau du renflement

(1) Physiologie du système nerveux (1865).

lombaire; puis, quelques jours après, il fait la section latérale du côté droit au-dessus du renflement cervical. Or, la sensibilité n'est que très-légèrement modifiée. Il démontre encore que la section des cordons blancs de la moelle n'empêche pas la propagation de la sensibilité; mais celle-ci disparaît complètement si l'on détruit toute la substance grise dans un point limité de la moelle, lors même que les cordons blancs sont conservés. Cette expérience concluante a renversé la théorie de Schiff sur les conducteurs spécialement assignés aux différents modes de la sensibilité. M. Brown-Séquard a pu même sectionner une grande partie de la substance grise, au point de ne laisser que les cornes antérieures avec les faisceaux antérieurs et une petite portion des faisceaux latéraux, et cependant les membres en arrière de la section restaient encore sensibles. Volkmann a fait une expérience bien curieuse encore. Il a séparé les deux moitiés latérales l'une de l'autre, par une section faite au niveau du sillon médian; mais la section offrait une courte interruption en un point, de telle sorte qu'il restait entre les deux moitiés latérales un pont formé par les commissures blanche et grise. Cependant, la transmission et la généralisation des irritations avaient encore lieu.

« D'après ces données nouvelles, dit M. Vulpian, on conçoit comment la sensibilité peut persister dans des parties paralysées, malgré de graves atteintes à la moelle épinière. » Pour que la sensibilité soit abolie, il faut, en effet, que la substance grise soit divisée complètement en travers en un point quelconque de sa longueur. Toute division, toute destruction incomplètes laissant subsister une petite portion de cette substance entre la partie supérieure et la partie inférieure de la moelle peuvent laisser survivre plus ou moins complètement la sensibilité.

Cette digression physiologique nous a paru nécessaire afin de mieux expliquer la plupart de ces phénomènes que la clinique nous montre chaque jour et qui nous paraissent de prime abord si irréguliers.

Revenons à notre sujet. Nous avons donné, dans notre observation IV, un cas de paraplégie complète avec intégrité de la sensibilité cutanée; mais cette propriété est loin d'être toujours aussi bien conservée. Lorsque la lésion médullaire est portée à un haut degré, on comprend sans peine alors que la sensibilité puisse présenter certaines altérations; mais jamais une abolition complète, quel que soit le degré atteintpar la paraplégie. Ordinairement, c'est le sens du tact qui s'émousse le premier. On constate d'abord un simple retard dans la transmission des sensations (obs. IX), phénomène curieux qui a été relevé pour la première fois par Cruveilhier. Il peut se passer quelquefois jusqu'à 30 secondes, depuis le moment où l'impression a lieu jusqu'à celui où elle est perçue par le malade (Charcot). En même temps que la sensibilité tactile s'affaiblit, on peut observer de l'hyperesthésie cutanée. Or, nous savons que l'inflammation de la substance grise en rendant la moelle excitable, la rendait par là même assimilable à un gros nerf. La compression des nerfs donne lieu à des névralgies souvent atroces; la compression de la moelle enflammée produit de son côté une hyperesthésie considérable, même lorsque l'anesthésie tactile est déjà très-avancée. Après le sens du tact, c'est le sens de la température qui disparaît, la sensibilité douloureuse ne s'éteint en général qu'après les deux autres. Nous ne rechercherons pas la cause de cette bizarrerie, dont la théorie de Schiff avait l'avantage de donner une idée très-satisfaisante. Toutes ces sensations, cependant, ne sont jamais complètement abolies. La plupart du temps, elles sont rudimentaires, incomplètes, transformées. Ainsi, applique-t-on sur les membres paralysés un corps froid ou un corps chaud, le malade n'accuse que des sensations de fourmillement ou d'engourdissement. Vient-on à les pincer ou à les piquer, la même sensation de fourmillement et d'engourdissement répond à cette excitation nouvelle. Les altérations que les conducteurs nerveux ont subies dans la moelle les ramène parfois à ce degré inférieur d'organisation, où ils ne peuvent donner lieu qu'à de simples sensations de vibration. Enfin, on rencontre encore des sensations associées qui proviennent d'une erreur de localisation par suite de l'interruption des voies directes (obs. X).

Complications.

Nous désignons ainsi un certain nombre de symptômes qui, bien que rares, n'en méritent pas moins une sérieuse attention.

Nous diviserons ces phénomènes en trois groupes principaux, qui sont : les symptômes récurrents, les accidents convulsifs généraux et les troubles trophiques.

1° *Symptômes récurrents.* — Dans son mémoire (1826) sur l'état de la moelle dans la carie vertébrale, Louis cite l'observation d'une malade, affectée d'une carie des vertèbres dorsales, qui présentait une paralysie avec contracture des membres supérieurs. « Nous ne chercherons pas à expliquer, dit-il, pourquoi le ramollissement de la moelle existant au niveau des troisième et quatrième vertèbres dorsales, les bras étaient paralysés » et rapprochant ce cas de plusieurs autres analogues, cet auteur ajoute : « Ces différents objets sont encore pour nous des anomalies, et resteront peut-être tels fort longtemps. » Heureusement que l'étude histologique de la moelle est venue nous faire connaître les dégénérescences secondaires, et ces faits inexplicables du temps de Louis, ne le sont plus aujourd'hui. En effet, la sclérose fasciculée peut s'élever à une certaine hauteur dans les cordons latéraux, et, par conséquent, si la lésion arrive au niveau du renflement cervical, on aura une paralysie des membres supérieurs. Michaud cite même le cas d'un enfant atteint de mal de Pott dans la région lombaire, qui eut d'abord une paralysie des membres inférieurs gauches, qui ne tarda pas à se transformer en une véritable hémiplégie avec contracture. A l'autopsie, l'examen microscopique vint donner l'interprétation anatomique exacte de ce phénomène. Il y avait d'abord myélite latérale gauche au niveau du point comprimé, et cette altération s'était prolongée dans le cordon latéral du même côté jusqu'au renflement cervical. D'un autre côté, si la sclérose des cordons postérieurs au lieu de rester confinée aux cordons de Goll, s'étend latéralement et vient toucher ceux des prolongements des racines postérieures qui sous le nom de faisceaux radiculaires internes, traversent les cordons postérieurs avant de pénétrer dans la substance grise, on pourra observer, comme dans l'ataxie locomotrice, l'incoordination des mouvements (1). Tels sont les deux principaux phénomènes qui peuvent se présenter au-dessus de la lésion, paralysie avec contracture d'une part, ataxie des membres supérieurs d'autre part.

On peut observer encore d'autres symptômes récurrents, mais dans le domaine de la sensibilité; ce sont alors des sensations plus douloureuses de fourmillements, d'engourdissements, etc., qui peuvent se présenter dans les mêmes circonstances et dans la même région. Mais tout porte à croire et d'ailleurs une autopsie faite par M. Michaud nous le prouve, que ces phénomènes sont l'effet d'une méningite debutant au niveau du point comprimé et se propageant jusqu'au renflement cervical, s'il s'agit d'un mal vertébral siégeant au-dessous de ce renflement. Dans ce cas, les symptômes recurrents ne sont plus liés à une sclérose fasciculée progressive, mais bien à une méningite chronique.

2° *Accidents convulsifs généraux.* — Dans notre observation III, nous citons un malade dont la station debout est impossible, surtout à cause d'un tremblement singulier qui commence par les jambes et finit par s'emparer de tout le corps. Nous avons pensé que c'était là un phénomène réflexe et nous l'avons traité comme tel. Les accidents, dont nous voulons parler maintenant, sont des convulsions épileptiques tout à fait analogues à celles que l'on observe dans certaines myélites, et qui offrent une grande ressemblance avec l'épilepsie. Ces

(1) Communication de M. Charcot, à la Société de biologie, septembre 1871.

phénomènes peuvent avoir une importance capitale au point de vue de la pathogénie des convulsions. L'épilepsie a été déjà signalée plusieurs fois dans le mal de Pott cervical ; ici, l'explication est facile, puisque la lésion pouvait plus facilement atteindre le bulbe. Pour les autres cas de mal de Pott, l'épilepsie est plus rare. Cependant Michaud en cite une observation de la région lombaire. Nous avons actuellement sous les yeux une femme ayant des symptômes de compression cervicale coïncidant avec un torticolis et un empâtement du cou et qui a présenté au moment de la guerre deux ou trois accès d'hystérie (obs. VIII). Y a-t-il une relation de cause à effet, ou est-ce une simple coïncidence ? Nous nous contentons de rapporter le fait, mais sans l'expliquer.

3° *Troubles trophiques.* — A moins de complications inattendues, la nutrition dans les parties paralysées demeure normale. Les muscles conservent pendant de longs mois leur volume et leurs propriétés électriques. L'inactivité prolongée finit toutefois par amener l'émaciation et l'amoindrissement de la contractilité faradique des muscles paralysés. Nous n'ignorons pas cependant, qu'en dehors de toute complication, les lésions médullaires et surtout celles qui siégent dans les cornes antérieures (1) peuvent amener de l'atrophie musculaire; mais la substance grise est rarement atteinte ; de là l'absence presque constante des troubles de nutrition dans l'affection qui nous occupe. Nous avons déjà cité les éruptions d'herpès, de pemphigus qui surviennent

(1) Leçons de M. Charcot, publiées dans le *Mouvement médical*, 1871.

sur le trajet des nerfs comprimés; ces lésions trophiques sont d'un autre ordre que les précedents, nous n'y reviendrons pas.

Tous ces phénomènes ont une marche excessivement lente et tendent généralement à disparaître. Il n'en est pas de même dans les cas suivants: ainsi, l'ouverture d'un abcès (1) dans le canal rachidien peut déterminer une brusque irritation du segment inférieur de la moelle bientôt suivie de la formation rapide d'eschares sacrées, d'une modification de la contractilité électrique des masses musculaires qui, peu à peu, présentent une atrophie remarquable. Tous ces phénomènes d'ailleurs ne sont autres que ceux qui succèdent à la compression brusque avec désorganisation de la moelle à la suite des fractures de la colonne. Comme ici encore les urines deviennent purulentes et ces accidents, en général, sont promptement mortels.

On observe aussi, et concurremment avec la paraplégie, un certain nombre de phénomènes articulaires dont quelques-uns peuvent être mis sur le compte de l'inactivité fonctionnelle, mais dont la plupart sont la conséquence, il nous semble, de troubles nutritifs qui se passent dans l'intérieur des articulations. Ce sont tantôt des arthrites aiguës, tantôt des hydarthroses, affections ordinairement légères et bien différentes dans leur marche des arthropathies décrites dans l'ataxie par M. Charcot. Dans notre observation IX, nous rapportons l'histoire d'une malade qui a presenté des symptômes articulaires consistant en douleurs dans les deux genoux avec gonflement. Il ne tarda pas à survenir une véritable hydar-

(1) Un cas observé par M. Charcot.

throse caractérisée par une tuméfaction notable, une fluxation manifeste, une douleur modérée et l'absence de craquements dans les mouvements. Cette hydarthrose est beaucoup plus marquée dans le genou gauche. On n'a jamais rien trouvé d'anormal du côté des urines. M. Nichet a, le premier, décrit ces symptômes articulaires dans le mal vertébral. Dans son mémoire, il cite plusieurs cas qui n'étaient autres que de véritables rhumatismes articulaires; de là la théorie singulière de cet auteur sur la génèse du rhumatisme. Pour lui, le point de départ de cette affection serait toujours une lésion spinale.

VARIÉTÉS DE SIÉGE ET DE FORME.

La paraplégie dont la lésion siége dans la région dorsale est la plus fréquente. Cependant il est rare que la lésion médullaire ne se propage soit du côté de la région cervicale, et n'atteigne le renflement brachial, soit en bas vers le renflement lombaire. Selon M. le professeur Broca, le siége du mal de Pott, et par conséquent des lésions nerveuses qui en dependent, varie suivant la nature de la lésion osseuse. Ainsi la carie, d'après cet auteur, siége presque constamment dans la région lombaire, les tubercules, à la région dorsale, et la polyarthrite à l'union de la région dorsale et de la région lombaire, au niveau de la dixième et onzième vertèbres dorsales centre des mouvements de la colonne. Tout ce que nous avons dit jusqu'à présent se rapporte à la paraplégie qui est sous la dépendance d'une lésion de la région dorsale. Nous allons décrire maintenant les caractères particuliers de cette paraplégie dans les régions lombaire et cervicale.

1° A la région lombaire, les observations de mal de Pott sont rares; aussi je serai bref sur ce point. Pour les auteurs qui ont étudié cette question, la paraplégie existe ordinairement avec flaccidité, et il n'y a pas de mouvements réflexes. Ce sont, en effet, les nerfs de la queue de cheval qui sont comprimés dans les trous de conjugaison, le cordon médullaire restant le plus souvent intact. La paralysie pourra être unilatérale si la compression des nerfs n'a lieu que d'un côté. Le malade pourra présenter, en outre, les signes de la névralgie sciatique, ou de la névralgie crurale (obs. X), suivant que la compression s'exercera sur les racines du nerf sciatique, ou du nerf crural. L'anesthésie peut encore survenir ainsi que les eschares à la région sacrée et sur d'autres parties des membres inférieurs. Si le renflement lombaire est affecté, les membres seront paralysés d'une manière plus régulière; ils ne seront pas contracturés (Brown-Séquard).

De plus, on constatera encore l'abolition des actes réflexes et l'inertie très-accentuée des sphincters.

2° A la région cervicale, la paralysie peut se montrer avec des variétés de siéges et de formes extrêmement considérables. Ainsi, au lieu d'une paraplégie, on peut avoir une véritable hémiplégie ou une paralysie isolée des membres supérieurs, ou bien encore une paralysie des quatre membres. Si la lésion comprime la moelle d'un seul côté, on a une paralysie latérale correspondante. Nichet, dans son premier mémoire, donne une observation concluante. Il s'agissait d'un artilleur atteint de mal de Pott cervical et qui presenta, pendant les quinze derniers jours de sa maladie, une hémiplégie droite. A l'autopsie, on trouva une luxation en arrière de l'atlas qui était venue comprimer la moelle par son côté droit. Si la compression a lieu sur un des côtés du bulbe, ce sont les membres du côté opposé qui sont paralysés. C'est d'ailleurs ce que prouve une observation recueillie dans le service de M. Charcot et publiée par M. Bouchard; l'apophyse odontoïde, hypertrophiée et déplacée par suite d'une affection de l'articulation occipito-altoïdienne, comprimait la pyramide gauche. La moelle épinière présentait une sclérose descendante du cordon latéral droit, et pendant la vie on avait observé une hémiplégie droite, avec contracture un peu plus marquée dans les membres supérieurs. Le malade était en outre sujet à des étourdissements et à des convulsions épileptiformes.

Nous arrivons maintenent à la description de cette forme de paralysie que Gull désigne sous le nom de paraplégie cervicale (in Guy's hospital Reports 1868). Nous avons rapporté dans notre observation VIII l'histoire d'une malade qui eut d'abord des fourmillements dans la main droite; il lui fallait souvent le matin attendre longtemps avant de pouvoir tenir son aiguille pour travailler; cette malade exerçait la profession de couturière. Ces symptômes de faiblesse n'ont pas tardé à se montrer à l'autre main, puis ce n'est que consécutivement que la paralysie des membres inférieurs s'est développée. D'autres fois, la paralysie reste limitée aux membres supérieurs, Les cas de ce genre ne sont pas rares. Brodie, Marshall-Hall, Nichet, Ollivier d'Angers, Budd, Schutzemberger en ont cité des exemples. Dans sa thèse inaugurale (1874) Delebecque donne encore deux observations de mal de Pott cervical, où la paralysie n'a atteint que les membres supérieurs, les inférieurs étant restés indemnes pendant toute la durée de la maladie. Cherchons maintenant la cause de ce singulier phénomène dans les expériences faites par Brown-Séquard sur les fonctions des diverses parties de la moelle. Cet auteur a montré que les conducteurs pour les incitations volontaires des membres supérieurs, occupent dans les cordons antérieurs de la moelle cervicale un plan plus superficiel que celui occupé par les conducteurs des mêmes incitations pour les membres inférieurs. De là l'explication des cas de paralysie des membres supérieurs avec conservation complète de la sensibilité et de la motilité des membres inférieurs.

Ici, l'altération médullaire n'a pas été assez profonde pour attaquer le second plan des conducteurs. Si la lésion poursuit sa marche et atteint les filets nerveux situés plus profondément, on ne tardera pas à voir la paralysie des quatre membres.

Cependant, dans certains cas, les altérations des racines nerveuses ou des nerfs à travers les méninges et les trous rachidiens, suffisent pour amener la localisation de la paralysie aux membres supérieurs ; c'est dans ce cas surtout qu'on a noté, au début, les douleurs pseudonévralgiques sur le trajet des nerfs irrités ou enflammés, ainsi que les troubles vaso-moteurs, les symptômes d'hyperesthésie et d'anesthésie, ensuite l'atrophie musculaire avec diminution de la réaction faradique et l'abolition des actions réflexes.

Les auteurs ont encore constaté dans le mal de Pott de la région cervicale, un certain nombre d'autres phénomènes que nous ne ferons que citer vu leur rareté relative, ce sont :

1° L'épilepsie symptomatique de cause spinale (malade de M. Bouchard);

2° Dilatation bilatérale des pupilles (Erlich), unilatérale (Leudet, Rosenthal), dilatation puis contraction avec ou sans injection de l'œil (Gérardht).

Si la lésion siége au niveau des premières vertèbres cervicales, on pourra rencontrer les symptômes bulbaires suivants :

Altérations et perte de la voix, difficultés de la mastication, dysphagie, gêne de la respiration, etc.

§ III. — 3e *Période. — Marche et terminaison.*

En résumé, la marche de la paraplégie est excessivement lente : il lui faut beaucoup de temps avant d'arriver à être complète ; elle décroît de même. La durée se compte par années. Ainsi le malade, qui fait le sujet de notre observation IV, a vu son affection débuter à l'âge de quatre ans, et ce n'est que douze ans après que la paraplégie a été complète. Au bout de six mois de traitement, la motilité commença à reparaître, et enfin au bout d'un an, la station debout et la marche sont devenues possibles. Nous rapportons encore dans notre observation V, l'histoire d'un malade de l'hôpital des Enfants, qui a présenté, longtemps, une gibbosité vertébrale à laquelle a succédé, progressivement, une paraplégie qui a guéri. Dans les deux cas, on a constaté, en même temps que la paraplégie, l'exagération des mouvements réflexes et la conservation de la sensibilité.

Ce sont d'ailleurs les symptômes fondamentaux de la paraplégie dans le mal de Pott; les autres ne sont que secondaires et tout à fait inconstants.

Il est probable que la motilité reparaît en même temps que la lésion osseuse se cicatrise et que les tubes nerveux se reconstituent(1); et bien que la gibbosité de la colonne persiste, la guérison de la paraplégie n'en est pas moins complète.

La terminaison de cette maladie chronique est donc favorable. Cependant il est des cas où les phénomènes se succèdent plus rapidement que nous ne l'avons indiqué précédemment; il faut alors redouter quelques complications qui pousseront bien vite la maladie à un terme fatal. Tels sont les cas de compression brusque par la rupture d'un abcès dans le canal rachidien, ou de désagrégation médullaire produite par un fragment osseux altéré. Il faut enore citer l'apparition des abcès par congestion parmi les circonstances défavorables.

CHAPITRE IV.

DIAGNOSTIC.

Nous avons vu la paraplégie se montrer avec ou sans gibbosité vertébrale. Cette distinction sera la base de notre diagnostic.

A. *Paraplégie avec déformation de la colonne.* — Nous citerons en premier lieu la *paraplégie douloureuse* du cancer vertébral, ainsi appelée, par Cruvelhier à cause des

(1) In Archives de physiologie, 1872. — Vulpian.

violentes douleurs qui la précèdent et l'accompagnent; ces dernières sont permanentes ou à peu près, mais elles s'exaspèrent par crises intenses, surtout la nuit, et revêtent un caractère périodique. Lors des paroxysmes, les douleurs sont véritablement atroces; les malades les comparent à celles que produisent l'écrasement des os, les morsures profondes par un gros animal (Charcot). Les doses élevées des narcotiques les plus puissants arrivent rarement à les calmer complètement; elles peuvent souvent donner lieu à une série d'actes réflexes particuliers qui se passent soit du côté de la nutrition (éruptions diverses et atrophie musculaire), soit du côté de la motilité (contracture de certains muscles) sur le trajet des nerfs douloureux. La paraplégie n'arrive qu'après de longs mois, mais les douleurs n'en persistent pas moins jusqu'à la fin. Le cancer vertébral est la plupart du temps secondaire; aussi lorsqu'on a affaire à des douleurs aussi caractéristiques, il ne faut jamais oublier de rechercher s'il n'existe pas, dans l'organisme, quelque autre manisfestation de la diathèse cancéreuse. Charcot cite l'histoire d'une dame atteinte d'une douleur cervico-brachiale intolérable qui avait résisté à tous les traitements, lorsqu'il eut l'idée d'examiner les seins; il trouva alors un squirrhe atrophique qui avait passé inaperçu à la malade elle-même. Ces douleurs qui se rencontrent encore dans un certain nombre d'autres tumeurs, comme les anévrysmes aortiques, les kystes hydatiques, ou dans l'ostéomalacie, sont bien différentes, par leur nature, leur marche et leur persistance, de celles que l'on rencontre dans la paraplégie du mal de Pott.

Il est un autre ordre de déformations rachidiennes

qui apparaissent brusquement et qui sont, la plupart du temps, de nature traumatique ; nous voulons parler des luxations et des fractures des vertèbres. Le diagnostic ici ne présente pas de difficulté ; il peut être déduit, non-seulement de la cause qui ne fait jamais défaut, mais aussi de la forme particulière que présente la marche de la paralysie à ses différentes phases. En effet, dans une observation de fracture rachidienne, communiquée par notre ami, le Dr de Wezyk, nous trouvons les phénomènes suivants : paraplégie brusque ayant atteint la motilité et la sensibilité jusqu'au niveau du point lésé; troubles du côté des organes génito-urinaires, érections, rétention de l'urine devenue alcaline ; paralysie de l'intestin avec ballonnement considérable du ventre, et enfin apparition précoce des eschares sur tous les points comprimés ; ces symptômes ont été observés chez un ouvrier frappé à la région dorsale par un tampon de locomotive. La maladie n'a duré qu'un mois ; elle s'est terminée par la mort.

Un dernier mot à propos des gibbosités vertébrales. Il est des individus chez lesquels les deux dernières vertèbres cervicales forment une saillie considérable. On ne saurait trop se tenir en garde contre une pareille anomalie, surtout quand il survient dans les membres des troubles de lamotilité dépendant d'une toute autre maladie.

Il en est encore d'autres qui présentent des difformités congénitales ou acquises, qui, en s'accentuant davantage, finissent par amener des phénomènes de compression tout à fait singuliers. Nous avons dans le service de M. Broca, examiné un malade atteint d'une scoliose survenue à la suite d'une atrophie des muscles du cou : au bout de vingt ans, ce malade a vu son bras gauche diminuer de volume et de force, après atrophie progressive des muscles des éminences thénar, hypothénar, lombricaux et interosseux; le biceps était grêle, le deltoïde presque effacé et l'épaule considérablement aplatie; la sensibilité très-émoussée, et la température diminuée; les autres membres étaient intacts. Cette compression nerveuse diffère suffisamment de la compression médullaire pour qu'on ne puisse se méprendre.

B. *Paraplégie sans déformation vertébrale.* Ici le problème devient plus difficile et quelquefois insoluble. Trois cas peuvent se présenter à notre examen : la paraplégie peut exister : 1° avec une lésion intra-rachidienne; 2° avec une lésion encéphalique; 3° sans lésion appréciable des centres nerveux.

1° *Avec lésion intra-rachidienne.* — Nous ne nous arrêterons pas aux tumeurs de la moelle et des méninges dont l'évolution amène progressivement une abolition très-irrégulière de la motilité et de la sensibilité. Les hémorrhagies se traduiront par les désordres suivants : existence d'une douleur le long de l'épine dorsale à laquelle succède bientôt une paraplégie soudaine, s'accompagnant de violentes convulsions ou au moins de tressaillements spasmodiques. Dans l'un et dans l'autre cas, l'apparition précoce des eschares sera la manifestation ultime de la maladie.

Il est une autre affection des méninges qui a été bien étudiée ces derniers temps par M. Joffroy dans sa thèse inaugurale et qui, bien que présentant quelque analogie avec celle qui nous occupe, n'en est pas moins différente; nous voulons parler de la pachyméningite cervicale hypertrophique. Nous trouvons encore ici des signes précurseurs, douleurs vives s'irradiant vers le plexus cervical, troubles trophiques sur le trajet des nerfs douloureux. Les membres supérieurs et inférieurs sont contracturés et plus ou moins complètement paralysés ; enfin la dilatation des pupilles, la gène de la déglutition, l'apparition rapide des eschares au sacrum et la constance de l'atrophie musculaire aux membres supérieurs, donnent au diagnostic de cette variété une assez grande certitude. Cependant il est des cas où la pachyméningite cervicale hypertrophique se trouve conjointement avec la pachyméningite externe dépendant d'une lésion osseuse : on trouve alors les phénomènes des deux maladies réunies (Observ. VIII).

2° *Les paraplégies d'origine encéphalique* sont rares et peut-être douteuses, car, ainsi que l'a constaté Lallemand, (lettres sur l'encéphale 1830,) les autopsies complètes montrent, en même temps que la lésion encéphalique à laquelle les auteurs ont rapporté la paraplégie, une altération de la moelle, des méninges ou une hémorrhagie intra-rachidienne (Jaccoud). Lorsqu'il y a altération de l'encéphale, la paraplégie n'est souvent que le prélude d'une paralysie généralisée.

3° *Paraplégie sans lésion appréciable des centres nerveux.* — Les cordons nerveux peuvent être comprimés soit à leur émergence des canaux rachidiens, soit sur leur parcours : la paraplégie alors est rarement complète. Quelques groupes de muscles seuls sont atteints ;

ce sont, dans un cas, les muscles innervés par les nerfs cruraux, dans un autre, les muscles innervés par les nerfs sciatiques. Toute tumeur intra-pelvienne peut déterminer aussi une paraplégie plus ou moins complète, en comprimant les nerfs qui se rendent aux membres inférieurs; mais l'abolition du mouvement réflexe, de la motilité et de la sensibilité sur le trajet des nerfs atteints nous met bien vite sur la voie du diagnostic.

Faut-il maintenant parler des paralysies réflexes dont le domaine se restreint chaque jour? Nous dirons seulement dans ce cas que la production de la paraplégie est associée à des irritations venant de parties très-différentes, telles que la plupart des viscères, la peau, les muqueuses et les troncs nerveux. La paraplégie se montre après l'irritation externe que nous considérons comme sa cause. La guérison coïncide plus ou moins rapidement avec celle de l'irritation; son aggravation ou sa diminution, avec l'aggravation ou la diminution de celle-ci. De plus, la paraplégie n'est modifiée par aucune médication, tant que la cause supposée, c'est-à-dire l'irritation externe n'est pas calmée ou enlevée. Enfin l'on a vu l'une et l'autre disparaître à la fois pour se reproduire en même temps.

Ici, les mouvements réflexes loin d'être exagérés sont intacts ou nuls, les voies de transmission étant libres. La sensibilité est, en général, très-émoussée ou même complètement abolie. C'est à cet ordre de paraplégies qu'on rapporte ordinairement celles qui surviennent à la suite des vers intestinaux, des maladies de l'urèthre, de la prostate, de la vessie, de la dysentérie, de la diphthérie, de la dentition, des maladies constitutionnelles, des pyrexies, des névroses et surtout de l'hystérie. M. Vulpian a pu diagnostiquer une paraplégie par mal de Pott, que l'on prenait pour une paraplégie hystérique en constatant la conservation de la sensibilité et l'exagération des mouvements réflexes : outre ce caractère distinctif, on peut encore s'appuyer sur les antécédents des malades, sur le mode de début de la paraplégie qui survient presque toujours brusquement à la suite d'une attaque de nerfs.

Comme toute paralysie d'origine musculaire, la paraplégie dite essentielle des enfants et des adultes se traduira par les phénomènes suivants : diminution puis abolition *irrégulière* de la contractilité s'étendant souvent à d'autres muscles que ceux des membres inférieurs; troubles trophiques envahissant un muscle ou un groupe de muscles et ménageant les autres; et en dernier terme, dégénérescence graisseuse de leurs éléments.

Chez les enfants, et surtout chez ceux qui ne peuvent pas parler, on n'a souvent pour se guider au début que la faiblesse des membres inférieurs, on pourra croire avoir affaire à une coxalgie, mais dans cette dernière il n'y a qu'un membre d'inerte, et la pression sur la hanche détermine de la douleur.

La faiblesse des enfants accompagnée du relâchement ligamenteux du rachis, peut induire en erreur, d'autant plus que dans ce cas là le rachis est incurvé en avant, mais cette incurvation est uniforme, se redresse en soulevant l'enfant et la colonne vertébrale n'est nulle part douloureuse à la pression. Chez les enfants plus âgés et chez les adultes, la douleur rachidienne qui est le plus souvent le symptôme précurseur de la paraplégie, ne peut être confondue avec un lombago; car ici c'est la masse musculaire qui est douloureuse à la pression, et non pas le rachis. — Chez la femme la névralgie spéciale de Brodie donne lieu à une douleur qui fait que la malade s'incline en avant et demeure immobile; mais la pression sur le rachis qui est très-douloureuse, fait redresser la malade (1).

CHAPITRE V.

PRONOSTIC.

Les lésions qui peuvent amener la compression ou l'inflammation de la moelle sont toujours très-graves. Aussi, quelques auteurs s'appuyant sur les altérations profondes de cet organe, ont-ils prétendu que la paraplégie succédant au mal de Pott était incurable. Mais, aujourd'hui, les observations nombreuses de curabilité dans ces paraplégies ont vaincu les hésitations, et il est généralement admis que dans beaucoup de cas ces lésions sont susceptibles de guérison.

M. Leudet, un des premiers, a fait voir dans un mémoire spécial (2) que les troubles nerveux peuvent parfaitement disparaître. « Dans le mal de Pott, dit-il, la déviation rachidienne une fois établie est, en général, incurable et peu susceptible du redressement absolu; au contraire, les irritations, les inflammations de la moelle ou de ses membranes accompagnées de perversion et d'exaltation des phénomènes nerveux, douleurs, contractures, etc., sont plus susceptibles de guérison. »

(1) Notes du cours complémentaire de M. Dubrueil (janvier 1875).

(2) Société de biologie, 1862-1863, t. IV, p. 101.

D'autres observateurs, comme M. Charcot, étudiant plus spécialement la marche des lésions anatomiques ont constaté, d'après des nécropsies faites à différentes époques de la maladie, que, quelle que soit la destruction des tubes nerveux, ceux-ci tendent à se régénérer une fois que l'affection osseuse est cicatrisée, bien que la déformation vertébrale ne disparaisse jamais. Quant à la contracture qu'on regardait toujours autrefois comme un signe d'une extrême gravité, elle ne paraît pas cependant devoir être un empêchement à la guérison, car il a été signalé des cas où, malgré une contracture très-marquée, les malades ont été guéris. Mais si la paraplégie en elle-même n'est pas un symptôme grave, il faut redouter les complications, surtout la formation des eschares et la paralysie des sphincters ; car non-seulement elles attestent une altération plus profonde de la moelle, mais encore elles exposent le malade à des émanations putrides qui ne tardent pas à jouer sur son organisme un rôle néfaste et à le faire tomber dans un état cachectique dont il ne peut se relever.

Rappelons encore qu'avant de porter un pronostic, il faudra toujours avoir soin d'examiner attentivement la constitution du sujet, l'état de ses principaux organes, du poumon en particulier, car c'est là, souvent qu'est le véritable danger. Ceci nous explique pourquoi le pronostic est réellement effrayant pour les enfants chez qui le mal de Pott se trouve le plus souvent de nature tuberculeuse. En outre, le surcroît de travail organique nécessité par l'acte de la croissance nous explique la différence de gravité que présente le mal de Pott chez les enfants et chez les adultes.

En somme, on pourra porter un pronostic favorable,

lorsque les altérations n'iront pas jusqu'à provoquer des troubles de la sensibilité et de la nutrition, lorsque les sphincters seront intacts et que le malade sera jeune et d'une bonne constitution.

CHAPITRE VI.

TRAITEMENT.

Traitement général. — Comme on a le plus souvent affaire à des individus atteints de scrofulose, ou tout au moins de lymphatisme, on aura soin de leur recommander de prendre une alimentation saine et bien réglée, de faire de courtes promenades en plein air, et d'habiter un appartement non humide et bien aéré.

Traitement interne. — On devra employer la médication tonique, et administrer de préférence le quinquina, les ferrugineux et l'huile de foie de morue. Le phosphate de chaux a été aussi conseillé à la dose de 1 à 2 gr. par jour. Enfin, l'iodure de potassium trouvera également son indication.

Dans la période douloureuse on administrera les préparations opiacées, le chloral de préférence à toute autre; mais, comme ces médicaments peuvent amener des troubles dans les fonctions digestives, on devra recourir à d'autres moyens, par exemple, aux injections sous-cutanées de chlorhydrate de morphine. Une fois que la période inflammatoire a disparu, certains auteurs ont conseillé une médication excitante par la strychnine. D'après Brown-Séquard, ce médicament ne produit pas une excitation sur la moelle, comme le galvanisme, la chaleur ou une irritation mécanique, mais accroît seulement la faculté réflexe de la moelle, et par conséquent, exerce une action spéciale et directe sur le tissu de la moelle. Il faut avoir soin de suspendre, pendant quelques jours, l'usage de ce médicament, toutes les fois qu'il produit des spasmes. On l'emploie ordinairement à la dose de 0 gr. 005 à 0 gr. 01 par jour. Outre la strychnine, il y a encore un autre remède dont on a souvent reconnu l'utilité, c'est le soufre. Graves l'employait à l'intérieur, mais Brown-Séquard préfère, avec plusieurs médecins français, le donner en bain, afin d'éviter son influence sur les fonctions digestives, et de bénéficier de son action stimulante sur la peau. La forme usitée est le sulfure de potasse à la dose de 125 à 150 gr. dans un bain ordinaire.

De même dans les cas de paraplégie avec flaccidité, les pilules de nitrate d'argent, en commençant par 0 gr. 01, peuvent produire aussi de très-bons effets.

Traitement local. — Ce traitement, dont on ne saurait nier ici les bons résultats, devra être fait d'une manière continue et régulière; car, le plus souvent, il faut un temps assez long avant d'en constater les effets utiles. Parmi les moyens à employer dans la première période, les ventouses sèches ou scarifiées, les sangsues sont ordinairement préférées. On peut aussi se servir avec avantage, des frictions d'onguent napolitain belladoné. Ces divers moyens calment également la douleur. A une période plus avancée on peut conseiller les vésicatoires, les pommades stibiées, ou bien encore des révulsifs, plus énergiques, tels que les applications répétées de teinture d'iode, les moxas, les cautères et les pointes de feu. L'emploi des cautères est encore pratiqué par beaucoup de médecins. Pott, qui un des premiers, a préconisé cette méthode, n'en serait pas l'inventeur au dire de Vidal, elle lui aurait été recommandée par Cameron. Bouvier reporte même beaucoup plus loin l'origine de cette méthode, qui aurait été ressuscitée des Arabes par Marc-Aurèle Séverin. Quoi qu'il en soit, c'est à Pott que revient le mérite de l'avoir remise en honneur, et d'avoir préparé ainsi l'avénement du traitement par le fer rouge, auquel on doit les plus nombreux succès. M. Charcot, dans des cas où les vésicatoires avaient échoué, a vu des cautérisations faites de chaque côté des apophyses épineuses produire d'excellents résultats.

Voici comment nous avons vu opérer M. Vulpian. Cet éminent professeur place généralement 4 à 6 pointes de feu au niveau du segment de la moelle, où il soupçonne l'existence de la pachyméningite; chacune d'elles est appliquée à une faible distance de la ligne médiane. La cautérisation faite sur un espace grand comme une pièce de 50 centimes, est assez profonde pour que l'eschare intéresse à peu près toute l'épaisseur du derme. Dès que la cicatrisation des eschares est terminée, il fait une nouvelle application de pointes de feu à côté des premières, et il répète ces cautérisations tous les quinze jours, pendant trois ou quatre mois.

La cautérisation ponctuée peut se faire aussi plus superficiellement, de manière à n'intéresser que les couches les plus superficielles du derme; mais alors son influence paraît bien diminuée. On devra, malgré l'avis de Bouvier, lui préférer la cautérisation profonde. S'il survient des abcès par congestion, on devra suspendre le traitement.

M. Duchenne (de Boulogne), a aussi conseillé l'électricité pour combattre les phénomènes nerveux.

Quant à l'hydrothérapie, on ne devra envoyer les malades aux bains de mer ou aux stations de Mont-Dore, Bourbonne-les-Bains, Bagnères-de-Bigorre, Aix-les-Bains, etc., que lorsque les phénomènes inflammatoires auront complètement disparu. Les bains ne peuvent alors que favoriser la période de réparation.

CHAPITRE VII.

Nous réunissons dans ce dernier chapitre, les observations qui ont servi de base à notre travail.

Nous les diviserons en trois catégories.

Dans un premier article, nous rapporterons les cas les plus fréquents de paraplégie dans le mal de Pott, c'est-à-dire ceux qui se rapportent aux lésions médullaires comprises entre le renflement cervico-brachial et le renflement lombaire.

Dans un deuxième article, nous donnerons les observations que nous avons pu rencontrer lorsque les autres parties de la moelle sont atteintes.

Et, enfin, dans le dernier article, nous montrerons que la gibbosité n'est pas la cause principale de la paraplégie, en produisant quelques observations de malades chez lesquels une déformation vertébrale assez accentuée n'a cependant donné lieu à aucun trouble de la motilité.

ARTICLE I.

Observations de paraplégie dans le mal de Pott de la région dorsale.

Obs. I. — Communiquée par M. le professeur Vulpian.

Mal de Pott de la région dorsale ; paraplégie ; phthisie pulmonaire ; nécropsie.

L... (Eugène), âgé de 58 ans est entré le 2 octobre 1872 à l'hôpital de la Pitié, salle Saint-Raphaël, lit n. 8.

Pas d'antécédents héréditaires. Pas de syphilis. Pas d'alcoolisme. Bonne santé jusqu'à l'âge de 50 ans. Vers cette époque, il fut atteint d'une dysentérie qui dura environ trois semaines. Il conserva un peu d'affaiblissement, lorsque l'année suivante il éprouva des troubles nerveux qui ressemblaient à une sorte d'engourdissement général dont il ne paraît pas bien se rendre compte lui-même. De plus, l'appétit avait disparu. Il éprouva en même temps un peu de gêne de la respiration, mais pas de toux, pas de palpitations. A part ces phénomènes, rien de notable dans l'état du malade qui commença cependant à s'amaigrir et à perdre ses forces. Au bout de deux mois et demi, sous l'influence d'un traitement convenable, un mieux se manifesta et il put reprendre son travail. Mais quatre ou cinq mois plus tard, il éprouva au milieu de la région dorsale de la colonne vertébrale une douleur qui s'irradiait jusqu'à l'appendice xyphoïde. Il y eut en même temps quelques picotements dans les jambes, quelques crampes nocturnes et un peu de gêne de la marche. La station assise au bout d'un certain temps déterminait une gêne notable qui s'accentuait encore quand le malade voulait se redresser. Depuis le début, les douleurs en ceinture ont toujours persisté, on les a traitées en vain par des vésicatoires, des cautères, etc. Au mois de mai 1872, il entra dans le service de M. Moissenet, l'affaiblissement des membres inférieurs ayant augmenté au point de gêner considérablement la marche. Il sortit de l'Hôtel-Dieu un peu amélioré ; mais une vingtaine de jours après sa sortie, il remarqua en s'appuyant contre un mur, qu'il existait une saillie en arrière de la colonne vertébrale ; saillie qu'il n'avait nullement sentie en s'asseyant quelques instants auparavant. Aucune sensation ne lui avait indiqué la formation de cette gibbosité qui semble avoir été brusque. Pas d'affaiblissement plus notable des membres. Les douleurs en ceinture persistent avec un caractère spécial qu'elles ont toujours présenté, du reste, mais qui semble s'être accentué après l'apparition de la déformation. Ainsi, la station debout ou assise les augmentait, le décubitus les diminuait. A partir de ce moment, jusqu'à l'entrée du malade à la Pitié, la gibbosité n'a pas augmenté. Les fonctions digestives sont devenues languissantes.

Etat actuel (jour de l'entrée) : Le facies présente une teinte cachectique presque cancéreuse. L'amaigrissement est notable et l'affaiblissement déjà très-avancé.

Colonne vertébrale. — Au niveau de la huitième vertèbre dorsale, on trouve une saillie qui atteint les jours suivants les septième, neuvième et dixième dorsales. La déformation plutôt arrondie qu'anguleuse semble produite par un affaissement graduel des corps vertébraux. Quelques douleurs à la pression au niveau de la gibbosité et sur les points voisins. La douleur spontanée se fait surtout sentir des deux côtés de la déformation et se propage en ceinture à la base du thorax, surtout dans la station debout. Cette douleur n'est pas exagérée par la pression. La pression sur l'abdomen en avant réveille quelques douleurs à l'épigastre; cependant on ne sent aucune tuméfaction pouvant faire soupçonner un abcès profond.

La *sensibilité* est conservée dans tout le segment inférieur du tronc et dans les membres inférieurs. Les mouvements réflexes sont exagérés. Pas de fourmillements ni de contractures. La marche est assez difficile, les jambes sont faibles. Elles ne présentent pas le caractère ataxique.

Les sens présentent un affaiblissement considérable; la vue est faible, l'ouïe est obtuse, le goût et l'odorat affaiblis. Gêne de la respiration. Depuis quelque temps le malade tousse. A la percussion du thorax on trouve, en avant et à droite, un bruit de pot fêlé assez manifeste. A l'auscultation on trouve quelques râles en haut et à gauche. A droite il y a du gargouillement.

Rien au cœur. — Pouls faible. Un peu de fièvre le soir.

Pendant son séjour à l'hôpital, les symptômes thoraciques augmentent rapidement d'intensité.

Le 31 décembre. La respiration a une odeur fétide, gangréneuse. Des signes cavitaires sont très-nets sous la clavicule droite, il en existe aussi à gauche. Les crachats sont brunâtres, fétides. Le malade est dans un collapsus complet. L'affaiblissement va progressivement jusqu'au 5 novembre, date de la mort.

Autopsie faite le 7 novembre 1872. — *Colonne vertébrale* : Au niveau de la gibbosité, les lames vertébrales paraissent un peu plus friables que dans les autres points. A la rencontre des deux corps vertébraux, on trouve que le disque intervétébral a disparu et que les parties les plus voisines des deux vertèbres contiguës ont été détruites aussi par une ostéite caséeuse. La destruction est plus considérable sur la face antérieure des corps vertébraux que sur la face postérieure. La partie subsistante des vertèbres altérées offre un peu d'ostéite condensante et la partie de ces corps que limite la perte de substance présente une infiltration blanc jaunâtre (ostéite caséeuse).

La dure-mère ne présente aucune lésion à sa surface postérieure, tandis que sa face antérieure est en rapport avec un amas de matière caséeuse qui paraît avoir perforé le ligament antérieur. On est obligé d'employer le scalpel pour détacher la dure-mère en cet endroit. La dure-mère étant sectionnée sur les deux faces, on ne remarque aucune modification des parties superficielles de la moelle, si ce n'est trois petites plaques fibreuses sur sa face postérieure vers la partie inferieure de la région dorsale. Pas de pachyméningite externe au niveau du dépôt de matière caséeuse située à la face externe de la dure-mère.

Encéphale. — Aucune lésion du crâne ni de dure-mère. Les parties superficielles et profondes de l'encéphale sont intactes.

Cœur. — Rien d'anormal, si ce n'est une plaque athéromateuse de l'endocarde, un peu au-dessous de l'orifice aortique.

Poumons.—Aux deux sommets, nombreux amas de granulations entourées d'îlots de pneumonie caséeuse ramollie et présentant par place de petites cavernules et même quelques cavernes assez vastes.

Foie. — Gras. Volume normal.

Rate et reins. — Un peu congestionnés.

Cette observation nous montre le début souvent si insidieux de la paraplégie dans le mal de Pott; les phénomènes nerveux surviennent ici avant l'apparition de la gibbosité. De plus, l'autopsie en nous découvrant les lésions anatomiques nous donne la clef de la symptomatologie de cette affection. Enfin, si l'inflammation caséeuse s'est manifestée en même temps dans les poumons et les vertèbres, il ne faut pas croire à une simple coïncidence, car cette inflammation est la conséquence d'une seule et même maladie qui a exercé son action sur deux organes différents.

Obs. II. — Communiquée par M. le professeur Vulpian.

Méningite spinale ; mal de Pott de la région dorsale ; paraplégie brusque ; autopsie.

C... (Frédéric), 34 ans, monteur en bronze, est entré à l'hôpital de la Pitié, le 9 avril 1874, salle Saint-Raphaël, lit n° 19.

Le malade n'accuse aucune maladie grave dans sa jeunesse; il avoue seulement qu'il s'est livré à quelques excès alcooliques. Ainsi, depuis plusieurs années, il est sujet à des cauchemars qui le réveillent toutes les nuits. Mais pas de pertes de connaissance, ni de vertiges. De plus, il a eu des coliques de cuivre. Et enfin, il couche depuis deux ans dans un appartement humide; ce qui serait, pour lui, la cause de sa maladie. C'est à peu près de la même époque que datent les premières manifestations du côté du système nerveux. Ce fut d'abord un sentiment de constriction, de barre dans les flancs, qui disparaissait promptement et ne se liait à aucun trouble de la sensibilité ni de la motilité dans les membres inférieurs. L'an dernier il eut une amaurose incomplète qui disparut assez rapidement. Il y a deux ou trois mois, le malade eut une éruption furonculeuse sur les fesses qui dura plusieurs mois et qui fut assez douloureuse pour le forcer à marcher avec une canne; mais il n'y avait pas de faiblesse des membres inférieurs.

Depuis cette époque, le malade n'avait rien éprouvé de particulier. La motilité des jambes était normale, il n'éprouvait ni secousses, ni tremblement, ni fourmillement, en un mot aucun phénomène d'irritation médullaire. La paraplégie dont il est aujourd'hui atteint a débuté brusquement de la façon suivante : Le 24 mars 1874, le malade qui se portait bien, dansa même sans éprouver aucune fatigue. Le lendemain, 30 mars, il éprouva des fourmillements et de la faiblesse dans les jambes, mais il put néanmoins aller à son atelier. Le 31 mars, les phénomènes s'accusèrent davantage mais il pouvait encore marcher, il se coucha et le lendemain 1er avril, il ne put se lever ; les membres inférieurs étaient complétement paralysés ; dans la nuit, il n'éprouva aucune douleur ; cependant, il eut de l'incontinence d'urine.

A son entrée, le 9 avril, un examen complet donne les résultats suivants :

Rien à noter du côté des poumons et du cœur.

Le malade a un facies anémique très prononcé ; les conjonctives sont décolorées, les gencives fongueuses et les dents déchaussées.

Membres supérieurs. — Tremblement très-peu marqué des bras et des doigts dans l'extension. Pas de troubles de la sensibilité. Pas de différence de la contractilité musculaire, pas d'incoordination motrice.

Membres inférieurs. — Paraplégie complète du mouvement ; les membres sont dans l'extension, les pieds dans l'adduction et la rotation en dedans ; pas de contractures. Le malade ne peut imprimer le moindre mouvement à ses masses musculaires ; les mouvements réflexes sont à peine exagérés. Pas de signes d'épilepsie spinale ; la sensibilité n'est pas modifiée, si ce n'est sur la face dorsale du pied droit où elle paraît un peu moins marquée que sur la face correspondante du pied gauche.

Autour des malléoles et sur la face dorsale des deux pieds, il existe un œdème très-prononcé, la peau est rouge et luisante avec des plaques érythémateuses. Sur la région sacrée et sur les deux fesses, principalement sur la gauche, existe une vaste plaque noirâtre, à bords rouges, indice d'un travail d'escharification.

Abdomen. — Tympanite et rétention d'urine ; la vessie se vide par regorgement. Incontinence d'urine. Incontinence des matières fécales.

13 avril, matin. Temp. rect. 38,6. 1 gr. d'iodure de potassium.

Le 14, matin. — — 38,4.

Le 14, soir. — — 40°. 2 pilules de sulf. de strychnine.

L'état est le même ; toujours tympanisme abdominal : toujours paralysie des sphincters.

Le 15, matin. Temp. rect. 38,4. — Soir, 39,8.

Le 16, matin. — — 38,4.

Le 17, matin. — — 39,2. — Soir, 40,2. Ampoule phlycénoïde sur la face interne du talon. Depuis que le malade prend de la strychnine, les mouvements réflexes paraissent un peu augmentés.

Le 18, matin. Temp. rect. 39,8 ; l'urine est louche, parsemée de flocons blanchâtres ; tendance à la purulence ; l'eschare du sacrum commence à s'entourer d'une ligne rougeâtre, indice d'un travail de mortification. Contractilité électrique très-diminuée dans les muscles des jambes.

Le 19, matin. Temp. rect. 39,9.

Le 20, matin. — — 40,6.

Le 21, matin. — — 39,8. Les deux membres inférieurs sont très-œdématiés. Urines alcalines.

Le 22, matin. Temp. rect. 39,8. Urines alcalines; l'eschare du sacrum commence à se détacher; le malade s'affaiblit de plus en plus.

Le 23, matin. Temp. rect. 39,6.

Le 24, matin. — — 39,5.

Le 25, matin. — — 36,6. La sensibilité au tact est légèrement modifiée probablement à cause de l'œdème des membres. La sensibilité à la douleur et à la température est parfaitement intacte. Les mouvements réflexes existent, le chatouillement de la plante des pieds et surtout le cathétérisme les provoquent facilement; la contractilité des muscles lisses est exagérée, car, au moment même où l'on irrite la peau, les bulbes pileux entrent en érection et la partie excitée prend l'aspect de la chair de poule.

Le 26, matin. Temp. rect. 39,2. — Soir, 40° L'eschare en partie détachée apparaît sous forme de perte de substance très-profonde avec prolongement dans diverses directions.

Le 27, matin. Temp. rect. 39,2. Frissons nocturnes; l'urine est épaisse, sanguinolente et purulente; on constate la présence de bactéries et de vibrions. Aspect général très-débile. Teinte jaune bleuâtre des téguments et de la face.

Le 28, matin. T. R. 39,3.

Le 29, matin. T. R. 38,3. Temp. axillaire, 37,3. Large tache violette, noirâtre, sur le grand trochanter du côté gauche; le sang examiné au microscope montre une assez grande quantité de globules blancs; des granulations d'apparence sarcodique s'y trouvent également. Pas de bactéries ni de vibrions. — Soir. T. A. 38,8.

Le 30, matin. T. A. 38,2.

1er mai, matin. T. A. 38°. Taches gangréneuses aux talons.

Le 2, matin. T. A. 38°. Etat général plus grave; la contractilité électrique a disparu dans les jambes; mais on peut encore la produire en portant le courant à son maximum; l'œdème est probablement la cause de cette diminution de la contractilité électrique. Toute la région sacrée est recouverte d'une vaste perte de substance fongueuse purulente avec des clapiers s'étendant à une profondeur assez grande.

Le 3, matin. T. A. 37,6. Aspect septicémique, prostration, soif considérable.

Le 4, matin. T. A. 36,5. Facies hectique. Difficulté dans l'émission des mots.

Le 5, matin. T. A. 38,4. Abattement général de plus en plus marqué.

Le 6, matin. T. R. 38,5. Stupeur profonde. Pas de signes de complication du côté de l'encéphale ; la respiration est stertoreuse, râlante ; les épaules sont soulevées à chaque inspiration ; les muscles grand pectoraux sont animés continuellement de secousses fibrillaires. Rien d'anormal du côté des membres supérieurs.

Dans l'après-midi le malade s'est affaissé de plus en plus ; dyspnée, râle trachéal. Il est mort à onze heures du soir sans trouble de l'intelligence et ayant conservé jusqu'à la fin l'optimisme qui le caractérisait depuis qu'il était malade.

Autopsie faite le 8 mai 1874. — *Cavité vertébrale*. — Les arcs vertébraux étant enlevés, on voit de chaque côté de la partie inférieure de la région dorsale sourdre du pus épais paraissant provenir de la partie postérieure des corps vertébraux. Si l'on enlève la moelle on reconnaît que le ligament vertébral postérieur est recouvert d'un pus épais dans presque toute l'étendue du rachis, mais surtout dans ses deux tiers inférieurs. En avant de ce ligament on trouve une cavité purulente dans les corps vertébraux ayant la capacité du petit doigt.

Moelle. — Un peu d'infiltration séreuse sur l'arachnoïde vers la partie inférieure, où l'on constate en même temps quelques petites plaques fibrineuses jaunâtres bien nettes. Sur les coupes de la moelle on trouve çà et là quelques petits points noirs qui ne sont probablement que des vaisseaux altérés. Pas de ramollissement dans presque toute l'étendue de la moelle excepté au-dessus du renflement lombaire.

Vers la partie supérieure du psoas, entre les faisceaux de ce muscle, se trouve une collection purulente provenant évidemment de la région correspondante de la colonne vertébrale.

Cœur légèrement hypertrophié.

Foie et *reins* volumineux. Pyélite fibrineuse.

Rien à noter du côté des *poumons* et de la *rate*.

Le malade qui fait le sujet de cette observation a été atteint d'une paraplégie brusque, ce qui est assez rare dans le mal vertébral. Elle s'est accompagnée de méningite spinale, de paralysie des sphincters et d'apparition prompte d'eschares; toutes choses qui la rapprochent de la paraplégie traumatique Il est probable qu'à la suite d'un effort quelconque il s'est fait une éruption de pus dans le canal rachidien provenant de vertèbres malades. Cette compression brusque a donné immédiatement lieu à la paraplégie. C'est du moins ce qui semble résulter de la marche des symptômes et de la nature des lésions constatées à l'autopsie.

Obs. III. — Recueillie dans le service de M. le professeur Lasègue.

Paraplégie ; mal de Pott de la fin de la région dorsale ; troubles de la sensibilité au début.

P. C..., 28 ans, terrassier, entré le 21 décembre à l'hôpital de la Pitié.

Cet homme est marié et père de quatre enfants bien portants. On ne constate rien du côté de l'hérédité. Pas de syphilis. Pas de scrofule. Pas de rhumatisme antérieur. Cependant depuis trois ans qu'il est à Paris, il habite un appartement très humide.

Au mois de juillet 1873, il commença à s'apercevoir de douleurs en ceinture au niveau des dernières côtes et au-dessus des hanches. Bientôt ces douleurs devinrent insupportables et le forcèrent à quitter son travail. Il entra alors au mois de février 1874 dans le service de M. Desnos, où l'on constata une gibbosité anguleuse siégeant au niveau de la dixième vertèbre dorsale, les jambes ne présentaient rien d'anormal, soit du côté de la sensibilité, soit du côté de la motilité; le traitement, qui consista en application de teinture d'iode le long de la colonne et en bains sulfureux, permit au malade de reprendre son travail au bout de trois semaines. Mais dans le courant de novembre dernier, il ressentit dans les membres inférieurs des douleurs, des fourmillements et des crampes qui ne tardèrent pas non plus à l'arrêter complètement. Ces phénomènes devinrent tellement intenses que la sensibilité fut considérablement émoussée, surtout du côté de la jambe droite. La faiblesse des jambes qui était déjà très-grande fit bientôt place à une paraplégie assez complète.

12 février 1875. Les douleurs en ceinture ont disparu; les fourmillements persistent, Si on fait lever le malade, il ne peut mettre

un pied devant l'autre. A ce moment il est pris d'un tremblement considérable qui le force à se remettre au lit. En même temps les membres inférieurs se cyanosent et deviennent d'un bleu très-intense. Au lit le malade peut parfaitement exécuter des mouvements de flexion, d'extension, d'adduction et d'abduction, surtout du côté gauche, mais peu du côté droit. Si on essaie de résister aux mouvements d'extension et de flexion des jambes, on voit que la force musculaire est en grande partie conservée. La sensibilité à la chaleur, au froid, à la piqûre, au frottement est intacte le long du membre inférieur droit; émoussée à gauche. Action réflexe peu sensible. On applique sur le rachis des sangsues et des ventouses qui produisent une diminution notable des fourmillements.

Le 28. Les mouvements volontaires ont presque complètement disparu. Le malade ne peut plus se tenir debout sur ses jambes qui fléchissent sous le poids de son corps; les mouvements réflexes provoqués par le chatouillement de la plante des pieds sont augmentés; les fourmillements et les tremblements produits par la flexion des pieds ou des orteils sont moins considérables; la sensibilité dans tous ses modes est revenue d'une manière assez nette dans les deux membres inférieurs; les crampes tétaniformes n'existent plus. Cependant le malade a toujours une sensation de constriction qui s'étend depuis la gibbosité jusqu'au pli de l'aine de chaque côté.

20 mars. Le malade éprouve un certain bien-être quoique maintenant la paraplégie soit complète; plus de troubles de la sensibilité.

On le soumet à l'électrisation. La contractilité et la sensibilité électriques sont parfaitement conservées. Pas de troubles des sphincters. Urine acide.

Nous avons affaire ici à une paraplégie qui débute longtemps après l'apparition de la gibbosité, et qui s'accompagne en même temps d'un certain nombre de troubles de la sensibilité. Ceux-ci disparaissent bientôt et la période inflammatoire passée, nous ne trouvons plus d'autres phénomènes que la paralysie complète du mouvement dans les membres inférieurs. Le siége de la lésion osseuse et la nature des phénomènes douloureux semblent nous indiquer qu'il y a eu d'abord une pachyméningite qui a comprimé les racines des nerfs au niveau du renflement lombaire, et enfin des altérations plus profondes dans les cordons blancs de la moelle, ce sont les seules qui semblent persister à l'heure actuelle.

Obs. IV. — Recueillie dans le service de M. le professeur Vulpian.

Mal de Pott de la région dorsale. — Guérison de la paraplégie.

G... (Victor), âgé de 15 ans, bijoutier, est entré le 27 décembre 1872, à l'hôpital de la Pitié, salle Saint-Raphaël, n° 23. Rien du côté de l'hérédité. Il s'est bien porté jusqu'à l'âge de 4 ans. A ce moment il fit une chute dans un escalier et boîta immédiatement. Bientôt apparut au niveau de la région dorsale une tumeur qui donna issue à une assez grande quantité de pus et à laquelle succéda une véritable gibbosité fortement arrondie siégeant au milieu de la région dorsale. La motilité et la sensibilité n'ont jamais été atteintes à cette époque. Cependant, lorsqu'on permit au malade de se lever, il fut forcé de marcher avec des béquilles, surtout par suite de la déformation vertébrale. Depuis cette époque; bonne santé habituelle, pas de maladies fébriles sérieuses.

Il s'est produit peu à peu une incurvation du sternum concordant avec la courbure vertébrale.

Il y a deux mois environ, le malade commença à éprouver sur le rachis une douleur lancinante, continue, surtout marquée dans la station, diminuée par le décubitus. En même temps il y avait une gêne notable des mouvements du tronc qui étaient douloureux et lents. La gibbosité parut au malade s'accroître. Il n'y eut pas de douleurs en ceinture nettement accentuées, mais une sorte d'engourdissement, aucun trouble du côté de la sensibilité ni du côté des réservoirs pendant ce temps.

Il y a quinze jours, après être resté assis toute une journée, le malade voulut marcher, fit deux ou trois pas et tomba sans éprouver aucune sensation de douleur. Il ne put se relever lui-même et depuis ce moment ses deux jambes furent complètement privées de mouvement. Sphincters intacts.

A son entrée, 27 décembre 1872, le malade a l'air d'un rachitique, quoique l'état des membres ne présente aucune incurvation. Pas de fièvre, pas de troubles respiratoires ni digestifs. Urines normales.

Colonne vertébrale. — On constate au milieu de la région dorsale une saillie arrondie, volumineuse, formée par la proéminence des apophyses épineuses des vertèbres dont plusieurs corps paraissent avoir subi un affaissement considérable. Mouvements du tronc pénibles et douloureux.

Membres inférieurs. — La sensibilité est intacte. Le plus léger contact, le froid, la piqûre, la pression, le courant électrique sont parfaitement perçus. Tout mouvement volontaire est complètement impossible. Les mouvements réflexes sont au contraire très-étendus et se produisent sous l'influence du plus léger contact. La contractilité électrique est conservée. Signes d'épilepsie spinale. Miction et défécation normales.

On lui donne 1 pilule de 0 gr. 005 de sulfate strychnine, qu'on élève successivement jusqu'à 7 par jour.

Le 28 janvier, on les lui supprime. Il se produisait des contractions involontaires dans les jambes.

Du 1er février au 15 mai, on lui fait tous les quinze jours des cautérisations ponctuées sur la colonne vertébrale au niveau de la gibbosité.

Vers le 1er juillet, le malade commença à remuer les orteils, en même temps qu'il s'aperçut de douleurs lancinantes dans la cuisse gauche.

Le 15 octobre, il se tient debout, en se maintenant à la barre du lit ; mais il peut à peine faire deux ou trois pas ; ses membres se ploient et il s'affaisse, mais il a parfaitement la sensation du parquet sur lequel il marche. Au lit, le malade peut faire exécuter à ses membres inférieurs les différents mouvements de flexion, d'extension, d'adduction et d'abduction. Ces mouvements ont lieu comme à l'état normal, sans aucun embarras ni incoordination. Lorsqu'on veut s'opposer à la flexion ou à l'extension de la jambe, on éprouve une certaine résistance que l'on peut vaincre facilement, mais qui indique que la force musculaire existe à un certain degré : plus de mouvements involontaires, plus de douleurs spontanées. Lorsqu'il est au repos dans le lit, l'attitude des pieds rappelle celle du pied bot varus ; les deux pieds sont en adduction et croisés l'un au-dessus de l'autre. Le chatouillement de la plante des pieds est perçu et détermine des mouvements réflexes qui ne sont plus aussi étendus. La sensibilité dans tous ses modes est intacte.

Rien du côté des membres supérieurs.

22 décembre. Le malade se tient debout, marche, monte et descend les escaliers.

20 mai 1874. Le malade, qui depuis le 1er février avait de la difficulté pour s'appuyer sur la jambe gauche, vit apparaître une tumeur dans la cuisse gauche au-dessous du ligament de Fallope.

Le 10 septembre, une nouvelle tumeur se montre à la partie externe de la cuisse gauche. Ces tumeurs deviennent manifestement fluctuantes et donnent issue à une certaine quantité de pus.

20 mars 1875. Aux abcès ont succédé des fistules qui donnent toujours une certaine quantité de pus et qui obligent toujours le malade à garder le lit. A part la douleur produite par le mouvement dans la jambe gauche, la motilité et la sensibilité sont normales dans les membres inférieurs comme d'ailleurs dans n'importe quelle autre partie du corps ; la sensibilité et la contractilité électriques sont complètement conservées. Rien dans les urines ni du côté des sphincters. Etat général bon.

Cette observation est intéressante à plusieurs points de vue : C'est d'abord le début de la lésion vertébrale qui paraît avoir succédé à un traumatisme; c'est en second lieu l'apparition brusque de la paraplégie survenant plusieurs années après la déformation du rachis; et enfin ce sont les caractères de cette paraplégie qui en font un type véritablement distinct. N'oublions pas, non plus, l'influence favorable produite par les cautérisations ponctuées au niveau de la gibbosité vertébrale. Ce malade est aujourd'hui guéri de sa paraplégie, bien qu'il ne se soit produit aucun changement du côté de sa déformation. Dans l'observation suivante, la paraplégie a apparu trois ans après la production de la gibbosité. Elle a guéri d'une manière plus lente qu'ici sous l'influence seule d'un traitement reconstituant.

Obs. V. — Recueillie à l'hôpital des Enfants dans le service de M. Blachez.

Résumé. — R... (Alfred), est malade depuis l'âge de 10 ans; il a

17 ans actuellement. Il a le facies d'un scrofuleux. Pour la première fois, en 1867, il fut atteint de douleurs en ceinture, lorsque apparut une gibbosité arrondie au niveau des troisième, quatrième et cinquième vertèbres dorsales. Mais ce ne fut que trois ans plus tard, en octobre 1870, que sa paraplégie débuta; les jambes étaient contracturées dans l'extension. Tumeur blanche du genou droit.

Huile de foie de morue; sirop antiscorbutique; vin de quinquina.

Il y a un an, la motilité a reparu dans les orteils, puis dans tout le membre de chaque côté. Depuis six mois il marche assez facilement. Il est néanmoins obligé de s'appuyer sur une béquille à cause du raccourcissement produit par la tumeur blanche du genou.

Obs. VI. — Recueillie dans le service de M. Simon, hôpital des Enfants.

Résumé. — L... (Augustine) a 14 ans. Jusqu'à l'âge de 12 ans, sa santé a été assez bonne. Elle a eu quelques manifestations scrofuleuses dans son enfance. Il y a deux ans, elle vit ses forces diminuer progressivement dans les membres inférieurs, en même temps qu'elle fut atteinte de douleurs en ceinture et d'une déformation vertébrale. Bientôt elle ne remua plus les jambes, et enfin presque subitement sa gibbosité devint plus saillante et son état s'empira considérablement.

Aujourd'hui elle présente une déformation anguleuse au milieu de la région dorsale. Elle a toujours des douleurs très-vives, soit à la pression, soit spontanées; c'est plutôt une sensation de constriction qui semble diviser son thorax en deux parties. Les membres inférieurs ont perdu complètement leur sensibilité sauf la sensation d'une profonde piqûre. Ils sont dans l'extension et l'adduction, ils sont contracturés au plus haut point. L'action réflexe y est considérablement augmentée. Les sphincters sont complètement paralysés et il y a des eschares sur tous les points comprimés.

Les symptômes rapportés dans cette observation se rapprochent beaucoup de ceux qui surviennent dans la compression de la moelle par une fracture vertébrale. C'est à ce point de vue qu'il nous a paru intéressant de montrer un cas qui n'est pas très-rare d'ailleurs dans le genre d'affections qui nous occupe.

ARTICLE II.

Formes particulières que présente la paraplégie lorsque le mal de Pott siége au niveau des régions cervicale ou lombaire.

OBS. VII. — Communiquée par M. Calmettes, externe des hôpitaux.

Mal de Pott de la région cervicale; contracture des mains; paralysie incomplète.

Ch. L..., âgé de 22 ans, doreur sur métaux, entre, le 23 septembre 1874, dans la salle Saint-Raphael, n° 17. Dans sa jeunesse, le malade a présenté des manifestations strumeuses du côté des ganglions sous-maxillaires; il porte même encore une véritable chaîne ganglionnaire de chaque côté du cou. Il ne présente pas d'autres antécédents, soit personnels, soit du côté de sa famille. Rien du côté des poumons.

L'an dernier, à peu près à cette époque, le malade ressentit pour la première fois des douleurs dans la colonne vertébrale, à peu près au niveau de la partie supérieure de la région dorsale. Les douleurs apparaissaient particulièrement après une station debout prolongée ou après la marche. A cette époque, il n'a pas observé d'irradiations douloureuses, soit dans les membres inférieurs, soit sur les parties latérales du thorax. Au bout de cinq mois, sans avoir présenté d'exacerbations notables, ces douleurs disparurent peu à peu. Mais, il y a trois mois, le malade remarqua que les doigts de ses mains se fléchissaient sur la paume, et que la volonté était impuissante à les étendre. Tous les doigts, sauf les pouces, furent ainsi successivement pris les uns après les autres, et le malade perdit complètement l'usage de ses mains. Ces symptômes n'ont jamais été précédés, accompagnés ou suivis de douleurs dans les mains, les avant-bras et les bras. Cependant, le malade note des douleurs très-vives qui s'irradiaient vers les épaules. A peu près vers la même époque (dans le courant de l'été), le malade s'aperçut d'un certain degré de lourdeur dans les jambes. Il était fatigué à la moindre marche. Néanmoins, la station debout se faisait comme par le passé. C'était plutôt un affaiblissement musculaire très-marqué. En même temps, il ressentit des douleurs dans les deux genoux, et dans la région inguinale droite.

État actuel (jour d'entrée). — Le facies ne présente rien de particulier, si ce n'est que le système pileux est peu développé.

Le tronc a, paraît-il, diminué de hauteur. La partie inférieure du sternum et des côtes forme en avant une saillie assez prononcée. Sur toute l'étendue de la colonne vertébrale, on ne sent pas de véritable gibbosité anguleuse. Toutefois, l'arête formée par les apophyses épineuses des vertèbres cervicales, et les deux premières dorsales paraît plus prononcée que d'habitude. La colonne vertébrale décrit une légère courbe à concavité droite au niveau de la région cervicale. Les mouvements produisent des craquements que le malade perçoit et qu'il rapporte au sommet de la région dorsale. La position assise est pénible pour le malade; car, outre la douleur dorsale, elle détermine une douleur très-vive au niveau de l'aine droite. Pas de douleur spontanée le long du rachis, ni sur le trajet des nerfs intercostaux, excepté au niveau des premières vertèbres dorsales, où il se produit une constriction pénible qui se dirige vers les épaules.

Membres supérieurs. — Amaigrissement assez prononcé. Les extenseurs et les fléchisseurs de la main ont un volume assez faible comparativement au groupe des radiaux. Contractions fibrillaires dans les muscles de l'éminence thénar. La main est dans l'attitude suivante : la première phalange est fléchie à angle droit sur le métacarpe; les deux dernières fléchies à angle droit sur la première. Cette flexion est produite par une contracture véritable que l'on peut vaincre en exerçant une forte pression sur l'extrémité des doigts; mais dès que l'on cesse l'extension forcée, les doigts reviennent à leur attitude précédente. Les mouvements volontaires du poignet sur l'avant-bras sont conservés. L'extension volontaire des doigts est impossible; mais la flexion se fait encore avec une légère force : si l'on recherche l'action des interosseux en soulevant la première phalange, on voit que les mouvements d'adduction et d'abduction sont impossibles. Le pouce ne présente pas d'attitude anormale; cependant son extension est difficile. Le mouvement d'adduction peut se faire, seulement, il paraît se faire avec moins de force que normalement. Quant aux muscles de la main, ils présentent un certain degré d'atrophie très-prononcé, surtout pour l'éminence hypothénar et les interosseux Quant à l'éminence thénar, l'atrophie porte surtout sur l'adducteur du pouce.

Les muscles de l'épaule présentent de l'amaigrissement, mais pas d'atrophie véritable.

Les déformations et les lésions signalées dans les mains et les avant-bras existent avec une remarquable symétrie, aussi bien du côté gauche que du côté droit.

Membres inférieurs. — Le malade se tient facilement debout. Il élargit néanmoins considérablement sa base de sustentation. Il y a un certain degré de faiblesse dans la marche, elle est plus marquée du côté droit, à cause de la douleur. Examinée au lit, la force des muscles de la jambe est encore considérable.

Examen de la sensibilité. — Membres inférieurs. — Le tact est partout conservé, sauf au niveau de la partie supérieure et interne de la cuisse droite, où les impressions tactiles ne sont point perçues. Il y a dans la cuisse gauche erreur de localisation. Le contact de la cuisse est rapporté au genou. La sensibilité à la douleur existe. La piqûre des membres, même légère, s'accompagne de trémulations réflexes très-manifestes dans les muscles de la jambe et de la cuisse. La sensibilité à la température est conservée.

Membres supérieurs. — La sensibilité est conservée dans tous ses modes, ainsi que sur le tronc.

Les organes viscéraux ne présentent rien de particulier à noter. La fosse iliaque seulement est très-douloureuse spontanément et à la pression. A la palpation, on a la sensation d'une petite tumeur dure, rénitente, qui paraît être un ganglion engorgé, et au-dessus de laquelle on constate une tuméfaction profonde, allongée suivant les directions des fibres du psoas.

Les sphincters vésicaux et rectaux sont intacts.

Pas de troubles oculaires. Les pupilles sont normales.

Le 14 octobre. On ne trouve plus de tuméfaction dans la fosse iliaque droite; la pression n'est plus douloureuse. On lui a appliqué des cataplasmes. Le malade trouve que ses jambes vont un peu mieux.

Le 22. On sent de nouveau un certain empâtement profond de la fosse iliaque droite.

Le 24. *Examen de la contractilité musculaire.* — Avec les courants induits de la machine Trouvé, on obtient une contraction très-marquée de tous les muscles du bras et de l'avant-bras. On emploie 30 éléments. La contracture des doigts empêche d'examiner les interosseux; cependant, ils paraissent ne pas obéir à l'électricité. Avec les courants continus, on obtient, lors de la fermeture, la contraction des muscles examinés; mais alors il faut employer la machine à son maximum.

Le 16 décembre. La diminution de volume des masses musculaires de l'avant-bras paraît avoir un peu progressé. L'attitude vicieuse de la main est toujours la même. Si l'on étend un peu fortement les doigts sur le métacarpe, et si on les laisse retomber, on perçoit de légères secousses musculaires, au niveau des muscles extenseurs des doigts. Abaissement assez marqué de la température des deux mains, qui sont un peu bleuâtres.

Le 1er janvier. Depuis un mois et demi, les jambes se sont prises. Le malade marche moins bien.

Le 16. Il y a toujours des secousses dans les masses musculaires du bras.

Le 6 février. Les bras sont le siége de crampes assez fréquentes; les doigts se fléchissent de plus en plus. Les membres inférieurs sont pris, la nuit, d'un engourdissement tel que le malade les perd dans son lit. C'est surtout les jambes qui offrent cet engourdissement. Elles sont roides et dans l'extension pendant la nuit.

Le 12. L'engourdissement a beaucoup diminué et ne persiste plus que dans les deux mollets.

Le 20 mars. Pas de troubles oculaires. Les pupilles sont normales. Rien du côté des urines.

En résumé, nous avons donc affaire à la paraplégie cervicale décrite par Gull et M. Charcot. Cependant la lésion paraît siéger ici peu plus bas que d'habitude; car nous n'avons aucun trouble du côté du pharynx, ni du côté du larynx. Il n'y a pas non plus de troubles pupillaires ni de névralgies de la face. La déformation vertébrale quoique peu marquée existe cependant et paraît n'avoir comprimé d'abord que le plexus brachial; il est probable que nous avons eu ensuite une méningo-myélite descendante : c'est toutefois ce que semblent indiquer les phénomènes qui se sont étendus aux membres inférieurs.

Nous noterons encore la forme en griffe des mains et la conservation de la sensibilité qui est complète dans les membres supérieurs, et à peine émoussée dans les membres inférieurs.

Obs. VIII. — Recueillie dans le service de M. Vulpian.

Torticolis et empâtement de la région cervicale; redressement des apophyses articulaires; paraplégie.

H... (Louise), âgée de 42 ans, lingère, est entrée, le 23 décembre 1874, à l'hôpital de la Pitié, salle Sainte-Claire, lit n° 38.

Antécedents. — Mariée à l'âge de 18 ans, elle a deux enfants qui se portent très-bien. Rien à noter du côté de l'hérédité. Réglée à 9 ans et demi, elle a, depuis une dizaine d'années, des ménorrhagies très-abondantes, s'accompagnant de douleurs utérines. Elle n'a jamais eu de manifestations rhumatismales, et n'a pas habité d'appartement humide. Elle nous raconte cependant qu'après la guerre, elle a eu trois ou quatre attaques de nerfs, consistant en convulsions cloniques; dans l'une d'elles, elle a perdu connaissance pendant trois ou quatre heures.

Deux mois avant son entrée à l'hôpital, elle a commencé à s'apercevoir de fourmillements avec engourdissement et faiblesse dans les doigts, d'abord dans la main droite, puis dans la main gauche. Tous les matins, dit-elle, il lui fallait près d'une demi-heure avant de pouvoir tenir son aiguille. Presque en même temps elle a ressenti des douleurs vives le long de la colonne dorsale, douleurs d'abord légères, mais qui ont augmenté depuis; bientôt elles sont devenues continuelles et se sont exaspérés à la moindre impression de froid. Ce furent alors des douleurs contusives qui augmentèrent par la marche et par le mouvement. Enfin, les deux pieds, puis les deux jambes à leur tour, devinrent le siége d'engourdissements et de douleurs analogues à celles des membres supérieurs. Au bout d'un mois, les phénomènes se sont considérablement accrus. Bien que les douleurs rachidiennes s'irradiaient jusqu'aux bras, cependant la malade n'accusait pas de douleurs lancinantes dans les membres. Depuis une huitaine de jours elle a de la fièvre, surtout la nuit, et l'appétit est un peu diminué. Les forces de la malade se sont graduellement affaiblies, et aujourd'hui il lui est impossible de marcher. On l'a portée à l'hôpital sur un brancard. Depuis quatre jours, les doigts se sont fléchis dans la paume de la main, et celle-ci est dans l'attitude de la griffe.

État actuel. — Décubitus dorsal. Face colorée; muqueuses pâles et anémiées. Pas d'œdème.

Les fonctions digestives sont normales; cependant il existe une constipation opiniâtre depuis douze jours au dire de la malade. Rien à noter du côté des appareils respiratoires et circulatoires.

Membres supérieurs. — Les avant-bras sont un peu amaigris; les doigts sont fléchis des deux côtés, et l'on éprouve une faible résistance pour les étendre.

Sensibilité. — Au contact, un peu affaiblie, à la douleur presque complètement abolie à gauche, tout à fait perdue à droite. A la température, pervertie des deux côtés, mais moins du côté droit, et plus vers les extrémités qu'à la racine des membres. En la brûlant avec la flamme d'une bougie, elle a la sensation d'une piqûre. Elle sent à peine les objets qu'on lui met entre les doigts.

Motilité. — Très-affaiblie. Si l'on ferme les yeux à la malade, il lui est difficile de porter l'index sur le bout de son nez, surtout l'index de la main gauche; celui de la main droite y arrive plus aisément. Elle porte difficilement, mais sans trembler, un verre à la bouche. On est obligé de la faire manger.

Membres inférieurs. — Ils sont très-faibles et ne peuvent pas supporter la malade. Elle ne sent pas le parquet. La jambe droite est moins volumineuse que la gauche : il y a 2 centimètres de différence. La jambe gauche présente une dilatation des veines superficielles que l'on ne voit pas à droite. Pas d'œdème.

Sensibilité. — Au contact, un peu affaiblie ; à la douleur, et à la température, assez bien conservée.

L'électricité faradique. fait bien contracter les muscles des membres supérieurs. Quant aux membres inférieurs, les muscles se contractent moins bien à la jambe gauche qu'à la jambe droite.

Sur la paroi abdominale, la sensibilité au contact et à la douleur est abolie, tandis qu'elle n'est qu'affaiblie aux bras, aux cuisses et sur le tronc.

Au niveau de la quatrième vertèbre dorsale existe une douleur vive, continue, s'étendant jusqu'aux dernières vertèbres cervicales, et s'irradiant dans les membres supérieurs jusqu'aux coudes, ainsi que sur les parties antérieures et supérieures du thorax. La pression sur les apophyses épineuses des vertèbres dorsales augmente la douleur. La sensibilité cutanée est très-affaiblie dans cette région, et l'approche d'une bougie allumée ne donne à la malade que la sensation d'une piqûre.

Système nerveux. — Sommeil difficile, agité; l'intelligence paraît intacte. — Crampes dans les mollets. — Pas de mouvements réflexes exagérés. — Boule hystérique.

Organes génito-urinaires : Pesanteur et douleur dans le bas-ventre avec exacerbation par moment surtout dans la fosse iliaque droite où l'on croit reconnaître une tumeur assez volumineuse.

Pas de dilatation des pupilles, pas d'inégalité de la température des deux côtés de la face.

On est obligé de sonder le malade ; mais les urines ne présentent rien d'anormal.

20 janvier. — Pointes de feu à la région cervicale.

Le 27. Sueurs profuses, nuit et jour ; sangsues entre les points de cautérisation.

Le 30. Les douleurs de la région dorsale ont disparu ; elles persistent encore dans la région cervicale.

A partir de ce moment tous les phénomènes précédents augmentent rapidement. Des soubresauts apparaissent dans les jambes, en même temps que des élancements excessivement douloureux nécessitent l'application de compresses imbibées d'eau et de chloroforme, afin de donner un peu de tranquillité à la malade. Mais les soubresauts persistent et le mouvement volontaire disparaît successivement des pieds à la jambe.

Le 20 mars. — Il y a maintenant incontinence d'urine et des matières fécales. Les membres inférieurs sont contracturés et continuellement fléchis sur le ventre. Leur sensibilité au tact est abolie ; elle persiste encore un peu à la douleur et à la température. L'exagération des mouvements réflexes est facilement produit par les moindres impressions. Un courant électrique est à peine perçu tandis qu'il produit des mouvements spasmodiques excessivement étendus. Pour les membres supérieurs, la sensibilité dans tous ses modes est diminuée ; mais elle est plus conservée que dans les membres inférieurs. Il en est de même de la motilité. La malade peut produire avec ses bras et ses avant-bras des mouvements encore d'une certaine étendue. Les mains sont toujours en forme de griffe et très-atrophiées. La contractilité électrique est encore assez forte.

Le facies commence à se revêtir d'une teinte cachectique.

Cette malade présente des phénomènes très-complexes qui dépassent un peu le cadre symptomatique assigné ordinairement à la paraplégie cervicale du mal de Pott. Cependant nous avons cru pouvoir en rapporter l'histoire ici ; car si nous croyons que les complications doivent avoir une place importante dans l'étude des maladies, c'est surtout pour les affections de la moelle que cette idée doit être mise en pratique. Pour M. Vulpian, il y a dans cette variété morbide, les symptômes des deux espèces de pachyméningite dont nous avons parlé.

Obs. IX. — Recueillie dans le service de M. Vulpian.

Mal de Pott de la région lombaire; paraplégie; diminution de l'action réflexe.

Th. (Augustine), âgée de 54 ans, cartonnière, est entrée le 19 novembre 1874 à l'hôpital de la Pitié, salle Sainte-Claire n° 42. Pas d'antécédents héréditaires. Bonne santé antérieure; à la suite du siège pendant lequel elle avait été obligée de coucher dans les caves, elle commença à ressentir des douleurs vagues le long de la colonne vertébrale. Il y a six mois environ, ces douleurs devinrent plus vives, s'étendirent aux jambes qui s'affaiblirent peu à peu et ne purent bientôt plus supporter la malade. En même temps, elle était prise d'une constipation opiniâtre qui dura près de trois semaines. Puis, au milieu des efforts qu'elle faisait pour marcher, elle ressentit comme un craquement dans la région lombaire, qui fut suivi d'une grande faiblesse. A partir de ce moment les douleurs furent plus vives, surtout au niveau de la région sacrée et des jambes.

A son entrée, on constate au niveau de la première vertèbre lombaire une saillie formée par le rejet en arrière de l'apophyse épineuse de cette vertèbre. La malade est obligée de rester au lit et peut à peine remuer les jambes.

Membres inférieurs. — La sensibilité tactile est légèrement modifiée. Cependant elle paraît plus conservée à la jambe qu'à la cuisse. L'œsthésiomètre donne les résultats suivants :

membre inférieur	gauche	mollet 0^m, 30
		cuisse 0^m, 45
id.	droit	mollet 0^m, 295
		cuisse 0^m, 44

De plus, il y a un léger retard de la sensibilité tactile et même une certaine erreur de localisation.

La sensibilité à la chaleur, au froid et à l'électricité est un peu diminuée. — La sensibilité à la douleur est conservée. — Les mouvements réflexes paraissent un peu diminués.

Les jambes sont légèrement œdématiées au niveau des chevilles ; les veines superficielles sont très-apparentes en cette région.

Les mouvements volontaires sont complétement éteints dans les deux membres inférieurs. Pas de contractures. Pas de troubles du côté de la miction.

Les autres appareils paraissent intacts.

Ces jours derniers, elle a été atteinte d'une véritable incontinence des matières fécales à la suite d'une forte diarrhée. Aujourd'hui tout est rentré dans l'ordre.

Rien du côté des membres supérieurs.

4 février. — La malade éprouve depuis quatre ou cinq jours, des élancements douloureux à marche descendante, qui partent de la saillie anormale de la colonne filent dans la région lombaire, aboutissent aux aines pour glisser ensuite dans toute la longueur des membres inférieurs. Le maximum est au niveau des genoux et de l'échancrure sciatique. Ils durent deux à trois minutes et ne tardent pas à être suivis de fourmillements dans la même région. En même temps la miction est devenue difficile. La quantité de l'urine est diminuée. Cependant elle est normale.

20 mars. — Pas de changement notable depuis son entrée ; cependant la sensibilité présente une certaine amélioration dans tous ses modes. Il y a toujours un léger retard de la sensibilité tactile non-seulement pour les membres inférieurs, mais aussi pour les régions fessières et sacrées, ainsi que pour la partie inférieure de la paroi abdominale. Mais ce qui paraît atténuer beaucoup la perception des phénomènes sensitifs, c'est l'œdème que présentent les membres inférieurs. — On fait difficilement plier les jambes à cause de la douleur produite par l'hydarthrose des genoux. Mais, si une fois le mouvement de flexion produit, on s'oppose à l'extension, on est obligé de dépenser une certaine force qui semble indiquer que la contraction musculaire n'est pas éteinte.

Obnubilation asssez accentuée de l'action réflexe.

La lésion médullaire semble siéger ici au niveau du renflement lombaire. L'état des douleurs, les troubles de la miction et de la défécation ; la diminution des actes réflexes et de la sensibilité ainsi que l'œdème des membres paraissent nous indiquer que les altérations de la moelle sont assez étendues.

Obs. X. — Recueillie dans le service de M. J. Simon.
Mal de Pott de la région lombaire.

D. Berthe à 9 ans 1[2, à l'âge de 4 ans elle commençait à voir ses membres inférieurs s'affaiblir en même temps que de très-fortes douleurs suivaient le trajet des nerfs cruraux. Pas de renseignements exacts au point de vue de la sensibilité. — Aujourd'hui, elle présente une gibbosité arrondie siégeant au niveau des deuxième et troisième vertèbres lombaires. Elle a eu un abcès ossifluent. Les douleurs pseudo-névralgiques le long des nerfs cruaux et abdominaux persistent. Il y a une légère anesthésie des membres inférieurs. La motilité persiste. L'action réflexe est diminuée. Pas de troubles des sphincters.

Quoique cette observation ne soit pas très-complète, j'ai cru de mon devoir de la rapporter ici, à cause de la rareté du mal de Pott dans la région lombaire au-dessous du renflement. La moelle à ce niveau ne pouvant être atteinte, les phénomènes observés rentrent dans la classe des lésions des nerfs périphériques.

ARTICLE III.

Déformations vertébrales; pas de paraplégie.

Obs. XI. — Recueillie dans le service de M. le professeur Broca, hôpital des Cliniques.

D. (Anna), âgée de 33 ans, domestique, entre à l'hôpital des Cliniques, le 5 mai 1874. Rien à noter dans ses antécédents héréditaires ou personnels. Elle n'a jamais habité des lieux humides, s'est toujours bien portée jusqu'en 1865 où elle a été prise d'une dysentérie. Depuis ce moment, elle a toujours été plus ou moins constipée. En 1866, elle s'aperçut pour la première fois de douleurs en ceinture et dans les hanches, un léger traitement amélìora sa situation. Mais en 1873, étant devenue enceinte, elle vit bientôt ses douleurs devenir tellement vives qu'elle fut obligée de cesser son travail et de garder le lit. Mais elle se levait encore un moment dans la journée pour faire son ménage et descendait même les escaliers. Dans le courant de juin de la même année, de nouvelles douleurs apparurent, douleurs qui s'irradiaient dans les jambes (la droite surtout) tellement intenses que la malade ne pouvait plus marcher que sur un sol parfaitement uni. Le moindre faux pas, nous dit-elle, la faisait tomber en syncope. C'est à ce moment qu'elle s'aperçut pour la première fois d'une légère déformation vertébrale à la fin de la région dorsale. Elle a accouché le 18 novembre d'une petite fille vivante et bien conformée. Aujourd'hui cette enfant parle et marche comme les enfants de son âge. Six semaines après son accouchement, en janvier 1874, les douleurs en ceinture et surtout dans l'aine droite, devinrent atroces. A la fin du mois, elle vit apparaître une petite tumeur dans l'aine droite ; la douleur était arrivée à un point que la malade ne pouvait plus faire le moindre mouvement de la jambe droite. Alors, au mois de mars 1874, elle se décida à entrer à la Clinique. Elle avait un abcès de la grosseur du poing. Toute la cuisse droite était œdématiée et la jambe variqueuse.

On lui appliqua alors un cautère sur la gibbosité. Malgré les douleurs il n'y avait aucun trouble de la sensibilité, ni de la motilité dans la jambe gauche. Pour le membre droit les altérations produites par l'abcès masquaient l'examen de ces phénomènes.

Le 15 juin, on fit une ponction de l'abcès et une injection iodée successive. Les douleurs quelque temps après se sont amendées considérablement. Aujourd'hui, on constate une gibbosité arrondie qui atteint les quatre ou cinq dernières vertèbres dorsales. La douleur à la pression de la gibbosité est peu intense. Les pseudo-névralgies ont beaucoup diminué et permettent maintenant à la malade de faire tous les mouvements possibles. Cependant les mouvements de flexion de la colonne sont très-pénibles, et la malade ne peut rester longtemps assise sur son lit. Dans les membres inférieurs, plus de douleurs. La motilité et la sensibilité sont normales. Les mouvements réflexes sont intacts et non exagérés dans les deux jambes. La marche est encore gênée, mais c'est par suite de la douleur produite par les mouvements de la colonne.

Malgré une altération osseuse considérable, et une marche excessivement lente de l'affection, nous n'avons pas à noter ici de troubles qui soient sous la dépendance d'une lésion du centre médullaire. C'est là ce qui caractérise la polyarthrite vertébrale, maladie que M. Broca a distinguée du mal de Pott.

Dans le même service, nous avons trouvé l'observation suivante qui présente à peu près les mêmes phénomènes.

Obs. II.

Résumé. — C'est un homme de 40 ans, qui, il y a 15 mois a senti des douleurs en ceinture, partant du milieu du dos et venant s'irradier sur les flancs jusqu'au niveau du nombril. En même temps il commença à s'apercevoir d'une légère déformation de la colonne vertébrale. Aujourd'hui, il présente sur le rachis, au milieu de la région dorsale, une gibbosité arrondie qui paraît comprendre trois ou quatre vertèbres. La sensibilité et la motilité dans les membres inférieurs n'ont jamais été altérées. L'action réflexe est normale, pas de troubles du côté des sphincters. Ses douleurs en ceinture persistent toujours avec la même intensité.

CONCLUSIONS.

1. La paraplégie dans le mal de Pott est la conséquence de l'altération médullaire.

2. Cette paraplégie se montre avec un ensemble de caractères particuliers qui en font un type véritablement distinct dans l'histoire des différentes paraplégies.

3. Elle est susceptible de guérison, alors même que la déformation vertébrale n'est nullement modifiée.

4. L'application de pointes de feu le long du rachis est le traitement qui a produit les meilleurs résultats.

A. Parent, imprimeur de la Faculté de Médecine, rue M.-le-Prince, 31.

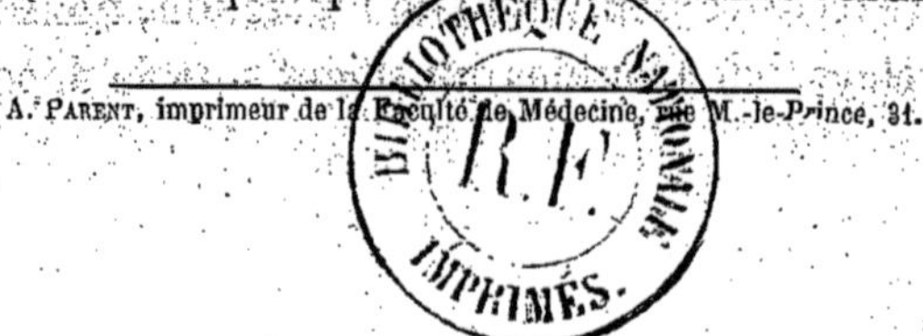

www.ingramcontent.com/pod-product-compliance
Ingram Content Group UK Ltd.
Pitfield, Milton Keynes, MK11 3LW, UK
UKHW020953180726
13838UKWH00003B/1306